创伤与救护理论实践丛书

战术战伤救治手册

主编　袁跃彬　刘国栋　王新钊

郑州大学出版社

图书在版编目（CIP）数据

战术战伤救治手册／袁跃彬，刘国栋，王新钊主编. -- 郑州：郑州
大学出版社，2024.1
ISBN 978-7-5773-0100-6

Ⅰ. ①战… Ⅱ. ①袁…②刘…③王… Ⅲ. ①损伤 - 急救 - 军事医
学 - 手册 Ⅳ. ①R826.1-62

中国国家版本馆 CIP 数据核字（2024）第 019508 号

战术战伤救治手册
ZHANSHU ZHANSHANG JIUZHI SHOUCE

策划编辑	薛　晗	封面设计	苏永生
责任编辑	薛　晗	版式设计	苏永生
责任校对	刘　莉　杨　鹏	责任监制	李瑞卿

出版发行	郑州大学出版社	地　　址	郑州市大学路40号（450052）
出版人	孙保营	网　　址	http://www.zzup.cn
经　销	全国新华书店	发行电话	0371-66966070
印　刷	河南文华印务有限公司		
开　本	710 mm×1 010 mm　1／16		
印　张	13	字　　数	221 千字
版　次	2024 年 1 月第 1 版	印　　次	2024 年 1 月第 1 次印刷

书　号	ISBN 978-7-5773-0100-6	定　　价	69.00 元

主编简介

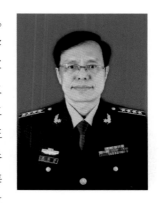

　　袁跃彬,男,河南省鲁山县人,1968 年出生。1996 年毕业于上海医科大学(现复旦大学上海医学院),获硕士学位。主任医师,现任中国人民解放军联勤保障部队第九八九医院平顶山医疗区特勤科主任。曾 5 次与生命逆行,分别是:1998 年参加长江抗洪抢险、2003 年参加抗击严重急性呼吸综合征(简称非典)、2008 年参加汶川抗震救灾、2020 年参加武汉新型冠状病毒感染保卫战、2022 年参加上海新型冠状病毒感染保卫战。其中在 2008 年汶川抗震救灾中荣获个人三等功,受到时任国务院总理温家宝的接见。在战创伤现场急救、运动医学、感染病学领域有较深的造诣。军事体育训练成绩突出,2021 年获中央军委训练管理部颁发的特 2 级证书。以第一作者或通信作者在 SCI 和北大中文核心期刊发表论文 40 余篇,主编《军人自救互救手册》一部。获军队科学技术进步三等奖 4 项,获河南省科学技术进步三等奖 2 项。现为《中华创伤杂志》特约审稿专家,全军远程医学教学中心授课专家。

主编简介

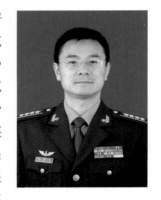

　　刘国栋,男,中国人民解放军陆军军医大学大坪医院(陆军特色医学中心)野战外科研究部副研究员,战伤救治勤务研究室副主任,《中华创伤杂志》执行副总编辑。野战外科学博士、博士后,硕士研究生导师。《中华创伤杂志》中英文版资深编辑,核心英文审稿人。长期讲授医学论文写作课程,在中英文医学论文写作方面具有丰富的经验。研究方向:创伤流行病学(创伤数据库与循证医学),主要开展创伤大数据研究。主持军队重点项目分题、中国博士后重点项目、重庆市博士后基金及重庆市科协期刊基金等项目10余项。发表论文40余篇(SCI论文27篇)。副主编专著3部,参编专著2部。获中国人民解放军陆军军医大学临床新技术一级乙等1项(排名第三),获授权专利6项。杂志获得"中国百强报刊""川渝一流期刊""重庆名刊"等荣誉,目前杂志的学科排名第一,综合排名第一;个人被评为重庆市优秀主编。学术任职:重庆市期刊协会常务理事、重庆市科技期刊学会常务理事等。为中华医学会系列杂志和重庆市科技期刊评审专家。

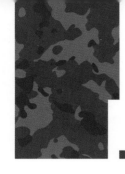

作者名单

主　　编　袁跃彬　刘国栋　王新钊

副 主 编　罗运成　李 卓　刘　剑

编　　委　（以姓氏拼音排序）

但汉君　高　梦　侯玉敏　吉慧亮

李华平　李沛捷　宋娟娟　宋云丽

王亚杰　邢瑞敏　熊　健　翟世柳

张　笋　张艳丽　张优雅　赵光辉

内容提要

　　本书共分为 4 章，第一章介绍基本的医学常识，容易掌握，是战术战伤救治的基础。第二章介绍战术战伤救治的三个阶段，分别是火线救治阶段、战术区域救治阶段和战术后送阶段，在火线救治阶段唯一能开展的急救措施只有止血带止血。第三章介绍战场最关键的 3 项救治技术：止血、胸腔穿刺减压和通气，一般情况下，掌握该 3 项救治技术可以挽救战场上 90% 以上的可救治伤亡。第四章介绍战场其他重要的救治技术，包括低体温防治、镇痛和预防感染、烧伤急救、头部创伤急救、眼部伤急救、腹部伤急救、包扎、固定和后送。

　　作者借鉴阿富汗战争、美军伊拉克战争卫勤保障经验，参阅国内外最新战术战伤救治理念，深入全军五大战区、陆海空三军调研，历时 4 年完成该部手册的编写。该手册的最大特点是内容新颖、突出重点、文字少、插图多。手册 300 多副插图让急救技能变得通俗易懂，部分急救技能只需看图就能掌握。本手册可作为部队战士、卫生员甚至是基层军医学习和应用现代战伤救治技术的工具书。

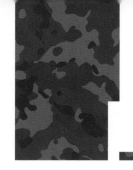

序言

现代战争,高技术武器的大量使用使致伤因素、伤情特点均发生了较大的变化,复合伤、危重伤、批量伤大大增加。伤员的救治面临巨大的挑战。部队卫勤训练问题突出,如:①战场急救理念落后,缺乏新的战术环境下分阶段救治的理念。②战场关键急救技术培训地位不突出,目前我军普通官兵接受最多的培训依旧是心肺复苏、通气、止血、包扎、固定和搬运,事实上,心肺复苏在现代战争中几乎无用武之地。战场救治经验证明对创伤伤员进行心肺复苏只是浪费时间和资源,而简单的止血、通气、包扎、固定和搬运在高技术武器战争中救治价值有限。③目前国内战场急救教材更新周期较长。

1996 年,美军特种兵部队为了优化战术环境下的伤员救治及改善伤员转归,创立了《战术战伤救治指南》(TCCC 指南),将医疗救治与战术相结合,核心是在完成战术任务的同时减少可预防性死亡。近百年的历次战争均表明90%的伤亡发生在伤员到达医疗机构前,医务人员不可能随时出现在伤员面前,伤员在白金 10 min 内必须完成自救互救,大动脉出血 5 min 之内即可导致脑死亡。战术战伤救治根据不同的战斗任务和环境分为火线救治、战术区域救治及战术后送 3 个阶段。TCCC 指南中分阶段救治的重要指导原则是伤员在正确的时间、正确的地点得到正确的治疗。一个正确的现场急救在错误的时机执行则会造成更多的伤亡。在不正确的时间、不合适的地点采取了正确的急救技术只会把伤员和自己置身于极大的危险之中。火力下救护能够采取的急救技术几乎仅有一项救命技术——止血,其他急救技术如通气、包扎、固定等只能在伤员转移到相对安全的战术区域才能完成。

TCCC 指南要求普通官兵掌握的战场急救技术包括止血、建立静脉通道、损伤控制性复苏、使用止血药物、胸腔穿刺减压、鼻咽通气管通气、环甲膜切开、镇痛、抗感染、低体温防治、处理眼部穿透伤、处理烧伤、处理腹部伤等。美军国防部要求所有参战官兵必须接受上述技术的培训并接受严格的考试。过去 20 多年的中东战争证明战场最关键的急救技术是止血、胸腔穿刺减压和高级通气。据美军对中东战争的统计，导致伤员死亡的主要原因是大出血、张力性气胸、上呼吸道梗阻，在可救治伤员中上述 3 种原因占比 90% 以上，也就是说只要能掌握止血、胸腔穿刺减压术和解除呼吸道梗阻，就可以挽救 90% 以上的可救治伤员。

经过十几年的不懈努力，以及在实战中的检验和验证，TCCC 指南所确定的原则和方法在美军各个兵种中都得到广泛的认同与遵从。回顾美军自第二次世界大战以来参与的几次重大战争，伤员死亡率由第二次世界大战时的 19.1% 和越南战争时的 15.8%，降至阿富汗战争和伊拉克战争时的历史最低点 9.4%，美军特种兵第 75 游骑兵团在阿富汗征战 9 年、伊拉克征战 7 年，伤后死亡率仅有 1.7%，没有一个士兵死于战地急救不当。美军军事医学专家将这种成功归结为对 TCCC 指南的贯彻与执行。从表面上看，TCCC 指南一直在坚持吸纳当代急救医学新技术、新器材，但这并非 TCCC 指南的精髓。从本质上看，其实 TCCC 指南更是一场观念的革新。

我军战创伤专家王正国院士、盛志勇院士、付小兵院士均撰文论证并肯定了 TCCC 指南的作用，认为借鉴 TCCC 指南中理论精华，结合现代高技术条件下战争特点和我军自身的卫勤特点，加强我军战术战伤救治培训和研究极为必要。为适应现代化战争的需要，编写一本更新、更实用、更通俗的《战术战伤救治手册》有重要的现实意义。

编者
2023 年 10 月

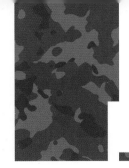

目录

I

看到医学常识几个字,部分读者立马蒙圈,请耐心读下去,比高中时的生物简单多了。掌握基本医学常识是普通人群提高急救技能的基础。

第一节 呼 吸

机体离不开呼吸,数分钟呼吸中断都可能是致命的。时刻要牢记:没有呼吸就没有生命。呼吸由呼吸系统完成,呼吸系统包括气道、肺、胸腔。

一、气道

气道包括由鼻腔、口腔、咽、喉、气管组成的上呼吸道以及由支气管、细支气管构成的下呼吸道(图1-1和图1-2)。空气经由气道出入双肺。气道任何部位被堵塞都能导致窒息。最容易发生窒息的部位是咽喉部。

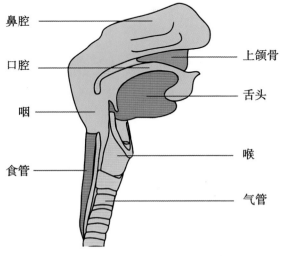

鼻腔
口腔
咽
食管
上颌骨
舌头
喉
气管

图1-1 上呼吸道(蓝色区域为空气)

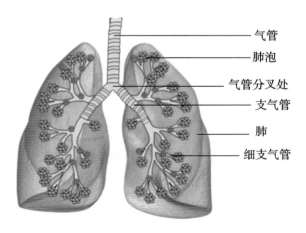

图 1-2　下呼吸道

环甲膜位于甲状软骨和环状软骨之间,是由弹性纤维组成的膜状结构。此处位置很容易找到,而且没有重要器官和大的血管,皮下肌肉层忽略不计,非常有利于切开或者穿刺。普通官兵只要经过简单的培训即可掌握,尤其是环甲膜穿刺,简单培训后操作成功率接近 100%。如果自己寻找,可以微微低头,然后沿喉结最突出处向下轻轻触摸,在 2～3 cm 处有一如黄豆大小的凹陷,此处即为环甲膜位置所在,见图 1-3(为了突出环甲膜,对甲状软骨和环状软骨进行染色)。环甲膜紧邻皮下,周围没有大的血管经过,环甲膜穿刺或者切开非常安全(图 1-4)。

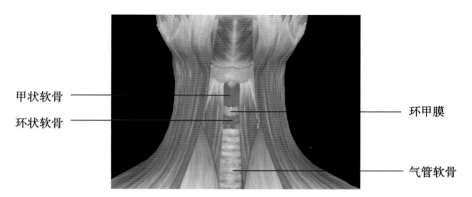

图 1-3　环甲膜解剖示意

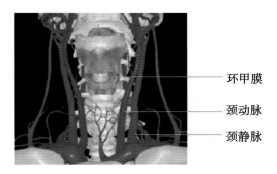

环甲膜

颈动脉

颈静脉

图 1-4　环甲膜周围血管解剖示意

二、肺

肺是两叶富有弹性的脏器,表面覆被一层光滑的、不透气的浆膜,内部由数亿个肺泡组成(图 1-5)。

肺的功能就是吸气和呼气。吸气和呼气构成呼吸,正常成人平静时的呼吸次数是 12 ~ 20 次/min。

当人吸气时,空气中的氧气经由气道进入肺泡,透过肺泡进入毛细血管,通过血液循环输送到全身各个脏器,供应各脏器所需氧气(图 1-5)。当人呼气的时候,各脏器产生的代谢产物如二氧化碳经过血液循环运送到肺,然后经呼吸道呼出体外(图 1-6)。

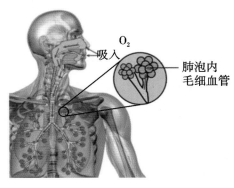

O_2

吸入

肺泡内
毛细血管

图 1-5　吸气解剖示意

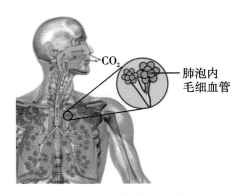

CO_2

肺泡内
毛细血管

图 1-6　呼气解剖示意

三、胸腔

胸腔是一个闭合的腔隙,外层由肋骨、前方正中的胸骨、后方的脊柱围成,内层就是肺的浆膜。正常情况下,胸腔内为负压,正是由于负压的存在,肺组织才能膨胀,一旦胸腔被穿破,即使没有伤到肺组织,肺也会被压缩,失去呼吸功能(图1-7)。

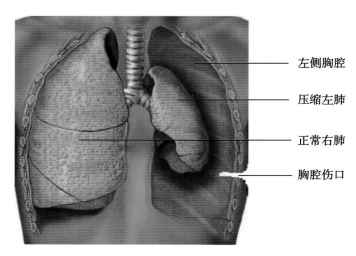

右侧标注:
左侧胸腔
压缩左肺
正常右肺
胸腔伤口

图1-7　左侧胸腔穿透伤

第二节　血液循环

机体通过心脏和血管把血液输送到身体各个脏器。血液中断5 min即可导致大脑细胞永久性死亡。出血是伊拉克战争和阿富汗战争中外军死亡的第一原因。

一、血液

正常成人血液含量(L)=体重(kg)×8%,体重60 kg的成人,血液量是60 kg×8%=4.8 L=4 800 mL。血液分动脉血和静脉血,动脉血颜色鲜红,压力大,血管破裂后喷射而出;静脉血颜色暗红,静脉血管破裂后血液涌出。

失血量少于 400 mL,低于循环血量 10%,血容量轻度减少,患者可能无自觉症状;失血量 1 000 mL,也就是循环血量的 20%,患者出现冷汗、四肢厥冷、心慌、尿少、烦躁不安等急性失血症状;患者出血量超过 30%,也就是超过 1 500 mL,即可导致休克,患者可能出现神志不清、面色苍白、心率加快、脉搏细弱、呼吸急促等症状。休克的定义:机体在大量失血、大量体液丢失(大量出汗、严重腹泻)、严重创伤等致病因素的作用下,有效循环血量急剧减少,组织细胞血液灌注不足,引起细胞缺血、缺氧,最后导致重要的生命器官功能障碍。

二、心率

心脏就像水泵一样,源源不断地把血液输送到机体各个脏器。心脏一缩一张,有节律地工作。收缩的时候,血液从心室泵出;舒张的时候,血液再次充满心室。这种收缩和舒张的节奏就是通常说的心搏。正常心率次数是 60~100 次/min。

三、脉搏

心脏节律性地带动动脉血管节律性地收缩和舒张。动脉血管的收缩和舒张可以在身体表浅部位被触及,称脉搏。通常检查脉搏的部位有桡动脉、颈动脉、肱动脉、股动脉、足背动脉。

1. 桡动脉:桡动脉在手腕的拇指根部。

◎ 检查步骤

(1)把示指、中指及无名指指腹放在伤员手腕的拇指根部处(图 1-8)。动脉血管为红色,为了更好地显示桡动脉,把桡动脉标识为绿色(图 1-9)。

(2)轻轻施压,直到触摸到动脉血管的跳动。

(3)测定 15 s 脉搏跳动的次数,乘以 4 后就得出每分钟脉搏数。

(4)继续感觉脉搏跳动是否规律。

(5)继续感觉脉搏跳动是否有力。

正常脉搏跳动规律,强度有力,频率为 60~100 次/min。

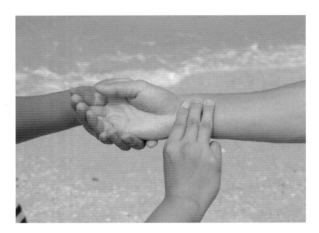

图 1-8　桡动脉体表位点及检查方法

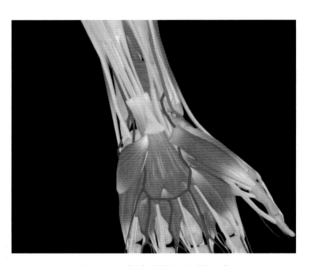

图 1-9　桡动脉解剖位置示意

2.颈动脉:颈动脉在喉结两旁 3 cm 处,左右两侧各 1 条。如手腕动脉,检查技巧是通常用示指和中指指腹触摸(图 1-10、图 1-11)。

3.肱动脉:沿肱二头肌的内侧到肘窝,位置表浅,容易触摸到。按压肱动脉或者用止血带施压肱动脉可以阻断上肢血液的供应(图 1-12、图 1-13)。

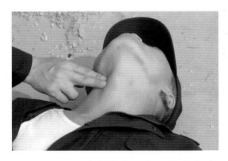

图1-10　颈动脉体表位点及检查方法

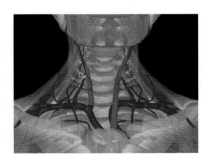

图1-11　颈动脉解剖位置示意

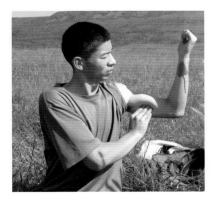

图1-12　肱动脉体表位点及检查方法

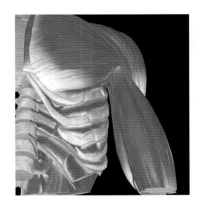

图1-13　肱动脉解剖位置示意

4.股动脉:位置在腹股沟中央,位置表浅,很容易触摸到,方法同手腕动脉(图1-14、图1-15)。按压股动脉或者用止血带施压股动脉可以阻断下肢血液的供应。

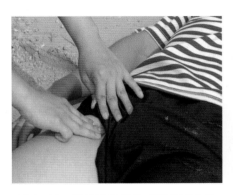

图1-14　股动脉体表位点及检查方法

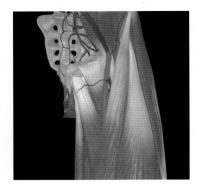

图1-15　股动脉解剖位置示意

5.足背动脉:在踝关节的前方,内、外踝连线的中点稍下方,位置表浅,很容易触摸到(图 1-16、图 1-17)。检查足背动脉有无搏动可以判断下肢止血带的有效性,也可以判断夹板固定下肢骨折时是否过紧。

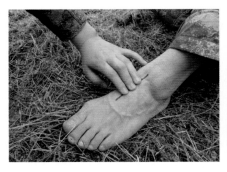

图 1-16　足背动脉体表位点及检查方法

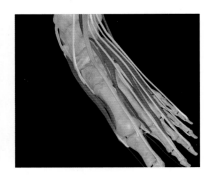

图 1-17　足背动脉解剖位置示意

★ 技巧

● 剧烈运动后体表动脉搏动明显增强,非常容易触摸到。

● 手指施压太重,反而触摸不到脉搏跳动。

● 要经常训练触摸正常人的脉搏,练得越多,技巧越熟练。

● 如果伤员脉搏虚弱或不规则,那么就应该计数 30 s 或 60 s 脉搏的次数,得到更准确的每分钟脉搏次数。

✳ 警告

⚠ 脉搏 100 次/min 以上,而且强度减弱,通常提示发生休克,须立即后送。

四、毛细血管再充盈时间

◉ 步骤

1.把拇指放在伤员一根手指的甲床上,适当用力按压,甲床变为白色后松手(图 1-18)。

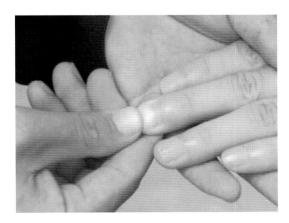

图 1-18　按压甲床

2. 观察颜色恢复的时间(图 1-19)。

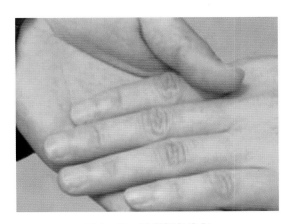

图 1-19　甲床颜色恢复

※ 注意

健康人的甲床颜色恢复时间小于 2 s。若大于 2 s,提示伤员血液循环不良,要立即后送伤员。

第三节 脊柱和脊髓

一、脊柱

脊柱位于人体后背,由数十块椎骨连接而成,包括颈椎、胸椎、腰椎、骶椎和尾椎。每块椎骨由椎体、椎孔等组成(图1-20、图1-21)。

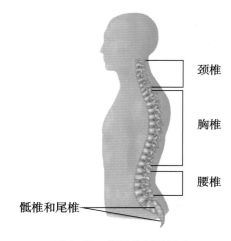

颈椎

胸椎

腰椎

骶椎和尾椎

图1-20 脊柱位置及形态

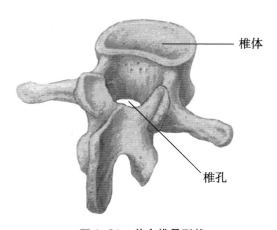

椎体

椎孔

图1-21 单个椎骨形状

二、脊髓

与其他脊柱动物一样,人的脊髓位于椎骨中央,椎孔内,脊髓质地柔软、疏松,极易损伤。椎骨骨折不一定有脊髓损伤,搬运方法不当时,骨折的椎骨很容易损伤内在的脊髓(图1-22)。

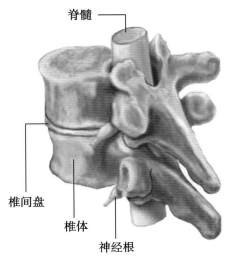

脊髓

椎间盘

椎体

神经根

图1-22　脊髓位置

第四节　体　位

一、昏迷体位及其救治步骤

掌握一些非常简单的动作——摆放昏迷伤员体位,可以挽救一个人的生命。昏迷伤员如果出现呕吐容易导致窒息,如同醉酒人员呕吐后出现窒息。

◎ 步骤

1. 将伤员平放,四肢伸直。

2. 检查伤员意识,如果已昏迷(对声音的刺激及疼痛刺激均已消失),接着检查伤员呼吸。如果呼吸存在,继续以下操作。

3. 跪在伤员的右侧,调整右侧上肢:前臂与躯体垂直,上臂弯曲(图1-23)。

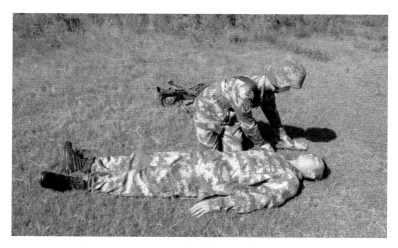

图 1-23　摆放伤员右前臂

4. 把右手放在伤员左膝关节后方,左手握住伤员左前臂。两手同时用力,弯曲伤员的左下肢和左上肢(图1-24)。

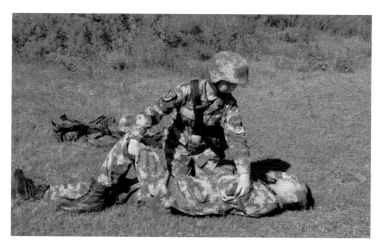

图 1-24　救援人员施救手法

5. 两手同时用力,把伤员转为侧卧位(图1-25)。

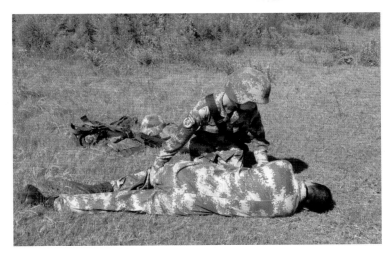

图 1-25 转动伤员成侧卧位

6. 调整伤员的左腿,使大腿垂直于躯体,小腿垂直于大腿;调整伤员的左手,使其背面贴近伤员的右侧面部;调整伤员头部,使其稍稍后仰,打开呼吸道(图1-26)。

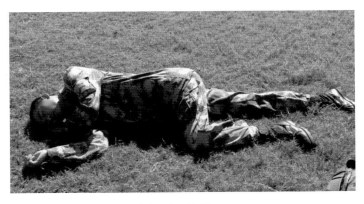

图 1-26 昏迷体位

✖ 警告

昏迷伤员咽喉部肌肉松弛,而且吞咽反射、咳痰反射已减弱或消失,加上呼吸道分泌物质增加,很容易造成呼吸道梗阻,所以昏迷伤员应采取侧卧位。

严禁给昏迷伤员喂水或食物,因为容易导致呼吸道梗阻。

二、脚高头低位

对于休克伤员,为了保证机体重要脏器,如大脑和心脏的血液供应,就要减少下肢血液的供应。方法是抬高患者下肢。

三、头高脚低位

颅脑损伤伤员往往伴有脑组织炎症和水肿,造成颅内压增高,颅内压增高严重威胁伤员生命。为了减轻颅内充血水肿,临床上往往采用头高脚低位。

第五节　心肺复苏

随着医学知识的普及及信息技术的发展,人们借助手机可以随时观看各种版本的心肺复苏视频。作为军人,大部分人员已经接受过心肺复苏的现场培训,基本上掌握了心肺复苏技能。但是,在战场上仅仅掌握心肺复苏技能是不够的,必须清楚在什么时候、在什么地点、对哪些伤员进行心肺复苏。

外军 TCCC 指南规定如下:

1. 对于普通官兵和战斗救生员,战场救护培训不涉及徒手心肺复苏。

2. 在战场上为没有脉搏、没有呼吸、没有其他生命迹象的爆炸伤或穿透伤伤员进行心肺复苏不会成功,也不应尝试。

3. 躯干伤或多发伤的伤员在战术区域救治阶段,发现呼吸、心跳停止后应进行双侧胸腔穿刺减压,以确保他们没有张力性气胸。如何进行胸腔穿刺减压见第三章第三节。

4. 战场上心肺复苏的对象仅限于溺水、触电、严重低体温或其他非创伤性心搏骤停。

针对创伤伤员为什么不给予心肺复苏?原因很简单,按压没有血液充盈的心脏不可能产生有效的血液循环。心肺复苏术最初的发展是为了试图给血容量正常的呼吸心搏骤停患者维持血流灌注,它不是一种可行的治疗创伤性低血容量所致心搏骤停的方法。事实上,在平时院前环境中,即使创伤伤员离急救中心很近,研究结果也显示心肺复苏的无效性。大多数紧急医疗系统和专业协会建议不要给创伤性心搏骤停患者实施心肺复苏,理由是结果都不成功,而且耽误其他伤员的救治。而在战场上,将有限的资源用于复苏尝试,或者在执行心肺复苏术时将施救者暴露在敌方火力下,更不可取。所以,不要试图按压没有血液充盈的心脏!

针对躯干伤或多发伤伤员在战术区域救治阶段,发现心搏呼吸停止后为什么要进行双侧胸腔穿刺减压? 因为,无论是在民用或者军事研究中,张力性气胸已被确定为创伤伤员非低血容量性心搏骤停的潜在原因。美国一民用医疗机构曾对 20 330 名创伤伤员进行研究,发现 12 名心搏骤停患者接受了胸腔穿刺减压治疗后,其中 3 名患者心搏呼吸恢复。外军也有一些成功的案例,包括在 2011 年的一次简易爆炸装置袭击中受伤的伤员,因闭合性头部外伤而失去知觉,随后失去了生命体征,经双侧针刺减压时,左侧张力性气胸出现一股气流,随后生命体征恢复。基于这些信息,医学专家建议:对于没有脉搏的战斗创伤伤员,没有明显额外伤害,应该行双侧胸腔穿刺减压。这也正是我军特种兵急救包中配备胸腔穿刺减压针的原因。

当然,并非战场上的所有伤员都是爆炸或穿透伤。在没有爆炸或穿透伤情况下的心搏骤停可能需要考虑行心肺复苏。例如,在严重低体温情况下,伤员可能会失去生命体征。一旦给他们积极复温,并启动心肺复苏术,他们的结局可能会得到改善。同样,溺水者也可能会经历心搏骤停。还可能会遇到的另一种情况是触电。低体温、溺水、触电,以及其他心搏骤停的非创伤性情况,如果战术允许,可以考虑心肺复苏。

总结如下:①对于没有脉搏、呼吸或生命迹象的爆炸或穿透伤伤员,不应启动心肺复苏。②躯干伤或多发伤且无脉搏或呼吸的伤员应行双侧针刺减压。③在一些非创伤情况下,应考虑心肺复苏。

※ 注意

对于普通伤员,心肺复苏无须人工呼吸,仅仅给予持续心外按压即可。

第六节　战伤感染

现代高科技战争中,爆炸伤、破片伤、烧伤、复合伤发生率远远高于枪伤,战伤感染发生率明显增加。外军在伊拉克和阿富汗战争中,早期抢救非常成功,重伤员急救成功比例明显增高,但是战伤感染是随后院内死亡的主要原因。

1939 年 11 月 12 日,国际共产主义战士白求恩因手指伤口感染而逝世,白求恩牺牲于当时医疗条件的恶劣。80 多年后的今天,军队正逐步现代化,军人绝不能死于感染知识的空白。

感染小常识

- 每克土壤中含有上亿个细菌。
- 每毫升海水中有一百多万个细菌。
- 每克唾液中含有十多亿个细菌。
- 粪便干重 1/3 是细菌,每克粪便含有一千多亿个细菌。
- 每平方厘米体表皮肤含有数十万个细菌。
- 完整的皮肤和黏膜是细菌入侵人体的重要屏障,是第一道防线。皮肤黏膜损伤容易导致伤口感染。
- 伤口感染是组织愈合的重要障碍,是导致战创伤死亡、致残的重要因素。
- 自救互救现场,伤口的正确处理决定了战伤的最终预后。

避免伤口污染是预防伤口感染的最重要方法。简单的医用手套和一次性口罩可以降低 80% 的伤口感染。截至 2018 年,我军特种兵急救包中已经配备了无菌手套、碘伏消毒棉片、无菌纱布、抗生素等新型器材。

常用无菌材料

- 医用口罩
- 一次性医用手套

- 无菌纱布
- 碘伏消毒棉片
- 胸腔密封贴
- 急救止血绷带
- 急救创伤绷带

满足 10 次使用的上述材料的重量尚不足 200 g,价格不足 50 元。

※ **注意**

如果有可能,一定要戴上医用口罩和医用手套。

第七节　新型自救互救药材

美军伊拉克和阿富汗战争的经验教训之一是:战伤生存在很大程度上取决于优质的药材及其正确使用。美军战术战伤救治委员会非常重视战场急救药材的开发、更新和正确使用,目前已经淘汰了橡皮管止血带、卡扣式止血带等过时装备,新增加了旋压式止血带、交界部位止血带、Celox 止血粉、急救止血绷带、鼻咽通气管、胸腔穿刺减压针、气管切开包、急救创伤绷带、消炎止痛药盒,等等。

美军战术战伤救治委员会要求熟悉的医疗包分三大类,分别是:

1. 联合急救(JFAK)包:供精通 TCCC 基本救生技能的普通官兵(非医务人员)使用。

2. 战斗救生员(CLS)包:由更高级救护的战斗救生员(非医务人员)使用,用于治疗战场上最常见的死因,并识别和预防,以及与医务人员沟通。战斗救生员的身份是战士,是战斗员,穿着和携带的武器装备和普通战士完全一样,唯一的区别是接受过更专业战场救护培训,并携带战斗救生员包。

3. 战斗医务兵(CMC)包:美军的战斗医务兵相当于我军的卫生员。是第一个在院前环境中救护伤员的医疗提供者,预计将提供需要更多医学知识和技能的更高级救护。

这些急救包装的器材都相似,但也有差别,这些差别反映了使用者的救护范围。下面将介绍这几种医疗包及其内容。里面所含的器材均是按照当前 TCCC 指南推荐。

一、联合急救包

为 JFAK 包挑选的每一件器材都是以战场实战经验教训为基础的,知道如何正确使用 JFAK 包中的器材可以挽救生命。由于大出血、气道阻塞和呼吸系统问题在战场可预防性死亡中占很大的比重,JFAK 包专注于支持解决这些问题。止血带、止血敷料和压力绷带支持大出血治疗,鼻咽通气管解决气道阻塞问题,胸部密封贴和胸腔穿刺针解决常见的呼吸问题。此外,还可在 JFAK 包添加一份战伤药盒,并提供一份 DD1380 伤情卡片以供记录病历。JFAK 包药材见表 1-1。

表 1-1　联合急救包品量

序号	品名	规格	单位	配备量
1	旋压式止血带	38 mm× 890 mm	条	2
2	止血敷料	70 mm × 550 mm	卷	1
3	急救止血绷带	100 mm × 3 500 mm	条	1
4	急救创伤绷带	150mm × 1 200 mm	条	1
5	压缩曲线纱布	110 mm × 3 500 mm	包	1
6	一次性鼻咽通气管(含润滑剂)	7.0、8.0 或 9.0	个	2
7	胸腔密封贴	150 mm × 150 mm	个	2
8	胸腔穿刺减压针	18G	个	2
9	急救剪	190 mm	把	1
10	战伤药盒			1
	(1)对乙酰氨基酚缓释胶囊	5 mg	片	2
	(2)美洛昔康	15 mg	片	1
	(3)环丙沙星	400 mg	片	1
11	硬眼罩	70 mm × 85 mm	个	2
12	卷式夹板	900 mm × 110 mm	个	2
13	三角巾	900 mm ×900 mm × 1 400 mm	条	2

记住,在救治伤员(提供战斗救生员或医疗级别的援助)时,首先使用伤员 JFAK 包中的物品。每个服役人员的 JFAK 应尽可能用于自救。

二、战斗救生员包

战斗救生员不仅要参加额外的医疗训练,而且还要携带额外的药材。CLS 包中的器材包含了个人 JFAK 包中的那些物品(止血带、敷料和绷带、胸腔密封贴等),还另外增加了一些器材,以满足战斗救生员的救护需要。除了上述强调的物品,CLS 包通常还包括主动和(或)被动低体温预防工具包、用于伤口处理的额外用品以及用于骨折固定的夹板和三角巾。基于单位类型和特定军种的考虑因素,CLS 包比 JFAK 具有更多的可变性。

三、战斗医务兵包

CMC 包有类似于 CLS 包中的器材,但提供了额外数量的 TCCC 救生器材,以支持对多名伤员的救护。例如,CMC 包含有用于控制大出血的交界部位止血带、用于气道管理的高级气道和环甲膜切开术成套设备、静脉和骨内通路用品、静脉输液、血液制品以及用于解决循环问题和休克的药物,等等。

※ 特别注意

★战斗前检查或战备状态检查对作战人员携带或使用的每件器材都至关重要。您或您伙伴的生命可能取决于急救包的完备性和适用性。在所有训练项目和战斗任务之前、期间和之后,经常检查装备是非常重要的。需要时及时补充!

★检查密封和包装。应更换破损或未密封的包装。如产品出厂时真空密封,经检验已不密封,应予以更换。

★检查有效期。药品和许多医用级耗材(例如止血敷料)都有有效期和批号。检查所有药物和医用级耗材的过期日期,如果过期或过期日期在预期部署时间之前,则需进行替换。一般来说,止血带之类的物品没有过期日期,但要检查以确保这些器材得到权威专家或权威机构的认证、可以使用并且是最新的一代(没有被更新的型号取代)等。

★谨防未经批准的器材！美军战术战伤救治委员会的推荐基于科学研究、循证医学、现场使用测试以及从战场中吸取的经验教训。始终检查以确保您的工具包中仅装有战术战伤救治委员会推荐（批准）的物品，并提防未批准的器材。

随着我军卫勤保障能力的不断发展，单兵急救包和特种兵急救包均发生了巨大的变化。目前我军特种兵急救包中的药材和美军非常接近，唯一缺少的只有交界部位止血带。相信不远的将来，我军很快就会配备交界部位止血带、气管切开包等。本手册不仅详细介绍了新增加新型急救器材的用法，而且把潜在的急救器材也做了介绍。

第二章　战术战伤救治的三个阶段

战场上,医生或者卫生员不可能伴随每一名战士,战士有时候必须依靠自身的急救技能来挽救自己或者战友的生命。但是,仅仅具备自救互救技能还是不够的,战士还必须知道在正确的时间、正确的地点完成正确的医疗救护。不正确的时机或者不正确的区域采取了正确的急救措施可能会导致更大的伤亡,甚至是战术任务的失败。

第一节　火线救治阶段

火线救治是指第一施救者在受伤现场,仍处于敌方有效火力下对伤员提供的救护。可用自带的医疗器材,仅限于由施救者或伤员携带的器材。切记:始终首先使用伤员的急救器材。火线救治的关键特征是伤员和施救者仍在敌方有效火力下。任务不会因为有伤员而停止。大多数战场情况下,需要迅速做出医疗和战术决定。在战斗环境中,伤情发生时不存在战斗"暂停"的情况。好的药物有时会成为坏的战术。在错误的时间做完美的救治会让你和你的队友丧命或者导致任务失败。初始行动的顺序将由战术情况决定。在敌人有效火力情况下,很少有机会对伤员进行救护。

火线救治阶段自救互救步骤如下。

一、压制敌方火力

压制敌方火力和获得火力优势应是首要任务,以尽量减少对其他人员的伤害风险,并在完成任务时尽量减少对伤员的额外伤害。战斗人员可能需要协助还击,而不是停下来照顾伤员(包括仍能战斗的伤员)。受伤的军人如果暴露在敌人的火力下,应指示他们继续还击,尽可能快地转移到附近的掩体,并在可能的情况下进行自救。具体见图2-1、图2-2。

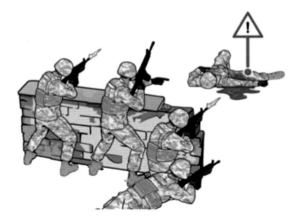

图2-1　压制敌方火力

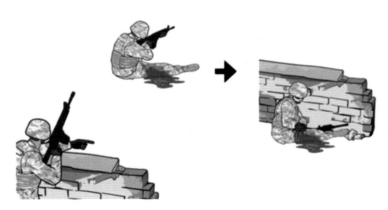

图2-2　指导伤员还击并寻找掩体

记住:不要让自己成为伤员!评估战术风险!压制敌方火力并首先获得火力优势。与伤员进行沟通(还击、移动至掩体、自救),并制订进一步的救护计划。

记得要还击并寻找掩护。战场上的良药是火力优势!

火力压制能最大程度减少新伤员的产生和避免现有伤员遭受进一步的伤害。伤员和战斗人员提供的火力可能是获得战术火力优势的关键。

二、止血带止血

如果伤员有反应且有自救能力,急救人员应指导伤员进行还击,能自救则自救。火线救治阶段唯一能做的自救措施就是放置止血带,重新参加战斗并寻找掩体(如果可能)。如何使用止血带见第三章。

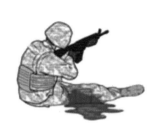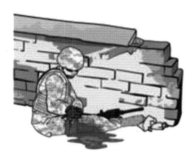

图2-3　移动至掩体后止血带止血

如果伤员有反应但无法动弹,则应在战术允许的情况下制订并执行救援计划。如果可以避免,不要让两个人同时处于危险之中。如果没有掩护或者伤员无法移动至掩体,则伤员应平躺且静止不动。

如果伤员无法自救或寻找掩体,需设计并执行救援计划以到达伤员处。尽快"高而紧"地应用止血带止血(理想情况下,在 1 min 以内),并将伤员移动至掩体。股动脉破裂出血伤员 3 min 内即可流血致死。施加止血带的速度越快效果越好,伤员休克和死亡的机会就越少。

切记:如果你只能为伤员做一件事情,请识别并对危及生命的出血进行止血,以防伤员流血致死。以下是危及生命出血的特征:①创伤性手臂或腿部肢体离断;②伤口搏动性或持续性出血;③地上流了一摊鲜红色的血;④外层衣服被血浸透;⑤绷带止血无效且慢慢被血浸透;⑥之前就有出血,现在患者处于休克状态(昏迷、意识模糊、面色苍白),见图2-4。

如果看到这些特征中的任何一个,则意味着需要使用止血带来进行止血。

直到战术区域救治阶段可以暴露和评估伤口时,才可能真正知道出血是否危及生命。如果有怀疑,就要处理。

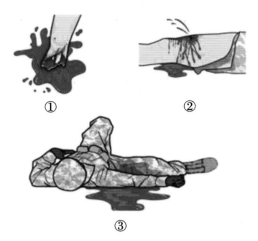

①　　　　　　　　②

③

图2-4　危及生命的出血

请记住,在火线救治阶段,唯一的医疗干预措施就是使用止血带对危及生命的肢体出血进行止血。轻微出血、交界部位和躯干出血(颈部、腋下、胸部、腹股沟或腹部)在火线救治阶段不要处理。如果伤员有能力,请指导他们以自救的方式对交界部位和躯干部位的伤口进行压迫。战术区域救治阶段才会处理轻微出血、交界部位出血、躯干出血、通气、包扎、固定。

关于使用止血带的注意事项:

(1)使用旋压式止血带进行止血,其他止血带均被中东战争证明为问题缺陷止血带。止血带的详细使用见第三章。

(2)快速使用,可终止危及生命的四肢出血。

(3)火线救治阶段止血带的使用原则是"高而紧","高"指的是不能因犹豫止血带放置的部位而耽误时间,战场上浪费1 s就可能意味着死亡,上肢紧贴腋窝,下肢紧贴腹股沟。"紧"指的是拧紧一些不能松一些,紧的目的就是紧急有效止血。

(4)不要在火线救治阶段记录止血带使用时间,在战术区域救治阶段进行记录。

火线救治阶段的首要医疗任务是早期控制严重出血。肢体出血是战场死亡的最常见原因。在越南,超过2 500人死于肢体伤口出血。伊拉克和阿富汗也有大量的人死于出血。主要血管的损伤很快会导致休克和死亡。只有危及生命的出血才需要在火线救治阶段进行干预。大的中央血管（如腹股沟的股动脉、手臂的腋窝动脉或颈部的颈动脉）受伤的伤员可能在 3 min 内因出血而死亡。

三、移动伤员

火线环境中存在真实或潜在的威胁，需要将伤员转移到更安全的区域。切记：应用止血带后，优先考虑的是将伤员移动至最近的掩体并摆脱敌方有效火力/威胁。拖运和搬运可以是第一施救者，可以是战斗救生员，也可以是卫生兵。转移伤员之前必须迅速制订伤员转移计划，并考虑以下重要因素：①敌方火力是否已经被有效压制；②伤员能否自己移动；③最近掩体的位置；④如何最好地转移自己和伤员；⑤伤员的伤情、重量及要转移的距离。

（一）单人拖运/搬运

图 2-5 是外军战术战伤救治指南推荐的部分单人拖运/搬运方法示例。

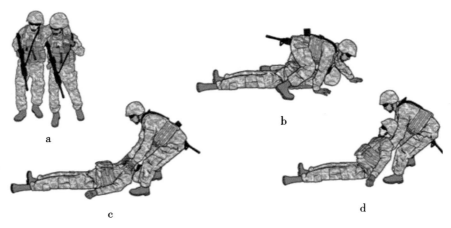

图 2-5　单人搬运法

具体操作方法如下。

1.单人搀扶法：由一位救护人员托住伤员的腋下，一手抓紧伤员一侧手腕，另一手扶在伤员的腰部，然后与伤员一起缓慢移步。搀扶法适用于病情较轻、能够站立行走的伤员（图 2-5a）。

2.单人颈部拖拽法：颈部搬运适合于战地搬运，搬运者爬行前进。方法:伤员平卧位,用绷带或带状三角巾把伤员双手捆起。搬运者双腿跪在伤员胸部两侧,伤员双手搭在搬运者颈部,搬运者朝前爬行(图2-5b)。

3.单人肩部拖拽法:施救者面向伤员的头部,双手抓住伤员的肩部,向后拖拽。部分伤员的战术背心配备抓握手环,方便拖拽(图2-5c)。

4.单人腋下拖拽法:施救者面向伤员的头部,双手抓住伤员的腋下,用适当的力量提起伤员使伤处于半卧位,向后拖拽。此法适用于上下楼的短距离搬运(图2-5d)。

(二)双人拖运/搬运

图2-6是外军战术战伤救治指南推荐的部分单人拖运/搬运方法示例。

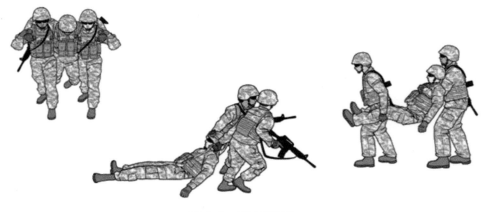

图2-6 双人搬运法

火线救治阶段要点:

火线救治是第一施救者在受伤现场仍处于敌方有效火力下对伤员提供的救护。

记得要还击并寻找掩护。战场上的良药是火力优势!

如果只能为伤员做一件事情,请识别并对危及生命的出血进行止血,以防伤员失血过多致死。

应用止血带后,优先考虑的是将伤员移动至最近的掩体并摆脱敌方有效火力/威胁。搬运和拖运可使第一施救者尽快移动伤员,而不会对伤员造成进一步的伤害。

第二节　战术区域救治阶段

战术区域救治是当第一施救者和伤员不再受到敌方火力的直接威胁时，由第一施救者对伤员进行的救护。这为更慎重的伤员评估和治疗提供了更多时间和相对安全性。

战术区域救治的伤员评估和管理采用一种称为"MARCH PAWS"的体系，march 的翻译是行军，paws 的翻译是爪子。MARCH PAWS 每个字母对应的急救措施见表 2-1。

表 2-1　MARCH PAWS 对应的急救措施

有生命危险时的急救	没有生命危险时的急救
Ⓜ 大出血（massive bleeding）	Ⓟ 疼痛（pain）
Ⓐ 气道（airway）	Ⓐ 抗生素（antibiotic）
Ⓡ 呼吸（respiration/breathing）	Ⓦ 伤口（wound）
Ⓒ 循环（circulation）	Ⓢ 夹板固定（splinting）
Ⓗ 低体温（hypothermia/head injury）	

MARCH PAWS 有助于施救者对急救顺序的记忆。MARCH 是对危及生命的急救，PAWS 是伤员脱离生命威胁后的急救。这对于记住如何系统地进行伤员评估和管理、确保及时发现和治疗危及生命的损伤、在战场上挽救生命和减少可预防性战斗死亡是很有帮助的。

请记住,即使处于"战术区域救治"阶段,也并不意味着危险已经过去。战术情况通常是不稳定的,可以迅速变化并随时恢复为火线救治阶段的场景。第一施救者必须在任何时候都要确保安全和态势感知,同时继续处理伤员并准备移交给医务人员/后送人员,并随时准备与敌人交战及继续执行任务。

根据单位战术建立安全区,保持战术态势感知。应对精神状态改变的伤员解除武装,确保通信安全,并重新分配敏感物品,休克或给予吗啡、芬太尼药品的伤员应解除武器和通信设备。

可用的医疗器材仍然仅限于伤员其他急救人员携带的医疗器材。记住,只要有可能,首先使用伤员自带的急救器材。

在战术区域救治中,完整的战术创伤评估应遵循以下顺序。大出血(massive bleeding),气道(airway),呼吸(respiration/breathing),循环(circulation),低体温/头部创伤(hypothermia/head injury),疼痛(pain),抗生素(antibiotic),伤口(wound),夹板固定(splinting)。

在评估伤员伤情时要与伤员沟通。身体受伤可能会产生严重的焦虑和恐惧,远远超过战斗引起的生理创伤。与伤员坦率地谈论他们的受伤情况,通过描述正在进行的治疗来提供安慰,并强调一切能做的事情都会为他们而做,他们会得到很好的救护,这将有助于消除他们的焦虑。对所受的伤情要如实告知,但对救援和治疗要保持积极的态度。与伤员交谈有助于评估他们的精神状态,而通过坦诚交谈有助于维护你自己的信心和伤员对你的信心。

尽快与战术领导进行沟通,并在整个伤员救护过程中进行沟通。战术领导需要了解对任务的影响。

例如,战术领导可能需要了解:①造成了多少伤员？②谁作为伤员倒下了？③伤员还能战斗吗？④敌人的威胁已经消除了吗？⑤是否已经压制了敌方火力？⑥是否需要其他人填补伤员的战斗位置或转移伤员？

在评估伤员的过程中,有时候需要和上级医务领导者进行沟通,沟通内容包括:①受到什么损伤？②每名伤员的心理和身体状况如何？③提供的治疗和需要的治疗情况如何？④卫生员是否需要对批量伤员进行分类？⑤卫生员应该移动到伤员处,还是伤员移动到卫生员处？⑥是否有足够的医疗用品？⑦该单位是否需要担架或后送器材？

一、大出血检查

最初的伤员评估应该是从头到脚的快速检查,以明确是否有任何无法识别的危及生命的出血。出血扫视应包括视诊和触诊,从头到脚地检查伤员身体前后,含颈部、腋窝、腹股沟等。

快速识别危及生命的大出血!

如果你发现在火线救治阶段遗漏了危及生命的出血,请立即使用止血带或止血敷料和(或)加压敷料。如果曾使用过止血带但无法控制出血,则应与原止血带并排使用第二根止血带。如果可能的话,最好在受伤肢体的高处使用以控制出血。止血带使用方法和注意事项见第三章相关内容。

◉ 步骤

1. 动脉出血:来势凶猛,颜色鲜红,随心脏搏动而呈喷射状涌出。很容易被发现。

2. 静脉出血:暗红色血液,迅速而持续不断地从伤口流出,容易把衣服浸透,同样容易被发现。

3. 毛细血管出血:出血缓慢,出血量小,呈小点状红色血液,从伤口表面渗出,看不见明显的血管出血,一般会由于血液凝固而自然止血。

※ 注意

全面检查伤员的出血情况,尤其是当伤员着装较厚时。

二、气道检查

呼吸道梗阻是外军伊拉克战争和阿富汗战争死亡的第三大原因,呼吸道管理是战场急救的三大关键技术之一。

◉ 步骤

1. 如果伤员呈俯卧位,使伤员仰卧。抢救者跪于患者肩旁,左手托住其颈部,右手先拉直其双腿,然后握住患者近侧的手臂,使患者平稳地转动为仰卧位。翻动患者时要保证头、肩、躯干、臀部同时整体转动,防止扭曲(图2-7)。

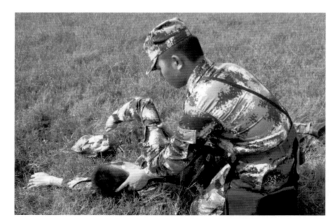

图 2-7　翻动伤员的方法

2. 呼吸停止的伤员平卧位时,呼吸道由于受舌头的重力作用而闭合,必须首先打开气道(图 2-8)。

3. 打开气道,采用抬头举颏法:抢救者一只手的示指、中指放在伤员下颌骨下方,另一只手置于患者的前额,两手同时柔和用力,下颌骨处的手将颏部向上向后抬起,前额处的手将头后仰(图 2-9)。

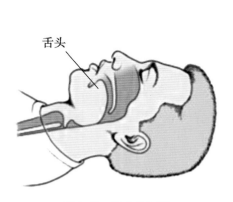

舌头

图 2-8　闭合的气道

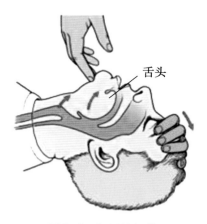

舌头

图 2-9　打开的气道

4. 查看气道是否有堵塞物,如果有则立即处理气道,具体方法见第三章相关内容。

三、呼吸检查

◎ 步骤

1. 打开气道后看胸廓是否有起伏。

2. 把耳朵贴近伤员的口鼻部,听呼气或吸气的声音(图2-10)。

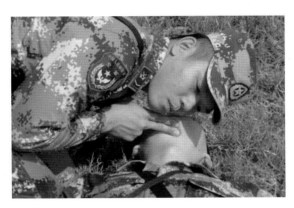

图 2-10 检查呼吸

3. 把面颊贴近伤员口鼻部,感觉面颊部有无气体吹拂感。

4. 整个过程要求在 3~5 s 完成。如断定患者有呼吸,则保持呼吸道通畅,并置伤员于昏迷体位(见第一章第四节相关内容);若无呼吸,需保持伤员于仰卧位,并进行人工呼吸。

5. 需要时,清除呼吸道分泌物和异物。

❋ 警告

要通过看、听、感觉判断伤员是否存在呼吸,有胸廓起伏未必有呼吸。

四、循环检查(创伤性休克)

创伤性休克是指机体在大出血或严重创伤时,血管内循环的血液急剧减少,组织器官血液灌注量明显减少,引起细胞缺血、缺氧,以致各重要生命器官的功能、代谢障碍的急性全身性危重病理过程。休克是死亡的暂停。休克剥夺了重要生命脏器的供血、供氧,其导致的危害常常不可逆转。及时发现和处理可以防治休克或减轻伤害。

（一）查看严重休克的体征

◉ 步骤

1.观察伤员情况：是否烦躁不安，是否定向力消失，是否神情淡漠。如果是，设想为严重休克。

2.评价伤员意识水平：是否不省人事。如果是，设想为严重休克。

3.如果没有上述体征，按照下面步骤查看早期休克的体征。

（二）查看早期休克体征

◉ 步骤

1.用眼看，用手感觉伤员的皮肤：是否苍白，是否湿冷，先检查四肢，后检查躯干。如果是，设定为休克。

2.检查脉搏：是否增快，是否细弱，是否不规则。如果是，设定为休克。

3.观察呼吸：是否呼吸表浅，是否呼吸增快。如果是，设定为休克。

4.观察性情：是否激动，是否易怒。如果是，设定为休克。

5.询问伤员是否口渴，是否恶心。如果是，设定为休克。

6.如果有上面体征，立即按休克处理（详见第三章相关内容）。

✳ 警告

休克是杀手！任何外伤人员都要立即评估有无休克，并且要连续评估。

休克剥夺了大脑和心脏的供血，而休克的战地处理，条件非常局限，病情往往急转而下，伤员表现出任何上述体征，都要立即撤离。

任何严重外伤，排除休克之前，都要按休克处理。

五、其他检查及措施

◉ 步骤

1.低体温预防：通过尽量减少伤员暴露在自然环境中，并在可能的情况下采取主动的预防措施来防止低体温。如果没有加热的器材，就用干毯子、雨披衬垫、睡袋或者任何能保持热量和保持伤员干燥的东西。一定要对失血性休克进行评估，并确保出血得到控制。即使在夏天，失血性休克伤员也很容易出现低体温，低体温容易导致凝血功能障碍，加重出血（图2-11）。

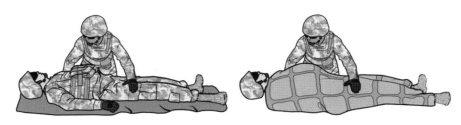

图2-11　预防低体温

2. 镇痛和抗菌药物：单兵急救包中含有用于缓解轻度至中度疼痛的药物和用于穿透性伤口的抗生素。镇痛药可缓解轻度至中度疼痛，并且不会改变伤员的精神状态。抗生素用于预防或治疗创伤性伤口（如穿透性伤口、眼损伤和烧伤）感染。

3. 眼伤：如果发现或怀疑有眼部穿透伤，进行现场快速视力测试。如果伤员有任何穿透性损伤，应服用战伤药包中的抗生素。用硬眼罩罩住眼睛，不要用眼罩压住眼睛（图2-12）。不要遮住双眼，除非两只眼睛都受伤，而且确信伤员不再返回战场。

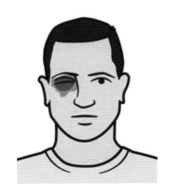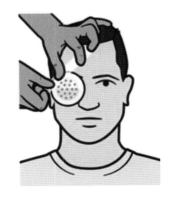

图2-12　眼伤及硬眼罩

4.烧伤处理:将伤员从火源处救出并将火扑灭,使用大量冷水冲洗后用干燥的无菌敷料覆盖烧伤区域。并立即通知医务人员。

5.骨折:如果存在骨折,使用任何可用的材料进行骨折固定,确保固定住骨折上下方的关节。

6.所有其他伤口(其他软组织伤等)应适当用夹板、敷料等处理。

※ 注意

1.一定要牢记:完成上述检查时,如果情况允许且伤情需要,应呼叫卫生员(图2-13)。

2.使用敷料后,请重新评估脉搏,以确保包扎不会太紧,包扎不能切断血液供应。永远不要省略这个步骤!

3.在夹板固定前、后都要检查脉搏。

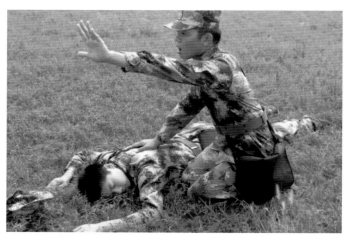

图2-13　寻找专业救护人员

✿ 警告

上述检查均要果断,时间不能太长,否则会耽误宝贵的时间。

进行上述检查时,若怀疑伤员存在脊髓损伤,都要有另一人固定伤员头颈部。

六、批量伤员检查

战术区域救治阶段,当第一施救者面临批量伤员需要处理时,应该按照 MARCH 优先级别对批量伤员进行处置。

※ 注意

优先处置伤员的时候是把批量伤员当成一个整体,比如,战术区域救治阶段,如果同时面对 A、B、C、D 4 名伤员,应该逐个处理 A、B、C、D 4 名伤员的大出血后,再逐个来处理这 4 名伤员的气道问题,以此类推。

疼痛的伤员有时候会非常痛苦,叫声也相对大一些,千万不要让痛苦的叫声影响处置顺序。

生存希望渺茫的濒死伤员、心脏停搏或呼吸停止超过 10 min 的伤员,原则上最后处理。

※ 要点

战术区域救护是当第一施救者和伤员不再受到敌方火力直接威胁时,由第一施救者对伤员进行的救护。这为更慎重的伤员评估和治疗提供了更多时间和相对安全性。采用"MARCH PAWS"管理体系对伤员进行评估和管理。

第三节 战术后送阶段

战术后送阶段包括伤员后送和医疗后送。

1. 伤员后送

(1)战术部队的人员应建立后送点安全区,并进行后送伤员分级。

(2)战术部队的人员或医生应该尽可能清楚地与伤员后送人员沟通伤员的信息和状态。最小信息沟通应包括稳定或不稳定、确定的损伤和给予的处理。

(3)在后送平台上,伤员后送人员应根据需要进行伤员分级。

（4）根据单位规定、平台配置和安全要求，在后送平台里固定好伤员。

（5）伤员后送医务人员应该重新评估人员伤亡，重新评估所有损伤及以前的干预措施。

2.医疗后送：医疗后送往往有专业的医务人员参与，如果条件允许，给予吸氧、心电监护、建立静脉通路，给予必要的复苏液，甚至是血制品，给予必要的止血药物。

整体来说，该阶段与战术区域救治阶段相似，只是由于可能增加了更加专业的救护人员或药械设备，从而可开展更多一些救护，包括：置入高级气道（如喉罩、喉导管、气管插管）并进行呼气末二氧化碳监测；给氧；对张力性气胸穿刺减压失败的伤员置入胸管；强调严密监测创伤性脑损伤伤员的各项指标，疑似脑疝时，可使用高渗盐水、抬高头部、过度通气等进行紧急救护。

第三章　战术战伤救治关键技术

第一节　止　血

战伤大出血早期控制至关重要,重要血管损伤会迅速导致休克和死亡。股动脉破裂超过 3 min,伤员就会因失血过多死亡。美军在阿富汗战争和伊拉克战争期间一项权威的研究结果显示:4 596 例战场死亡病例,约 87% 的战伤死亡率发生在院前环境中。在这些院前死亡病例中,76%($n=3\ 040$)被归类为不可存活,24%($n=976$)被认为可能存活(例如,肢体损伤出血和气道阻塞)。潜在的存活损伤是大出血(91%)和气道梗阻(8%)。可预防性死亡的定义:创伤本身(解剖损伤)是非致命的,如果采取合理的救治流程,死亡是可以避免的。可预防性死亡对立面是不可预防性死亡,不可预防性死亡是指创伤本身(解剖损伤)是致命的,即使采取合理的救治流程,死亡也是不可避免的。

控制出血是战场第一关键急救技术。战场上如果能成功止血,可以挽救 91% 的可预防性死亡。

一、急救止血药材

(一)止血带

1. 旋压式止血带:旋压式止血带由自粘带、绞棒、固定带和扣带环构成,通过转动绞棒可收紧或放松止血带,调整止血力度。优点是:①止血效果显著;②不易损伤皮肤;③操作简单快捷;④便于自救互救。目前我军普遍配备(图 3-1)。

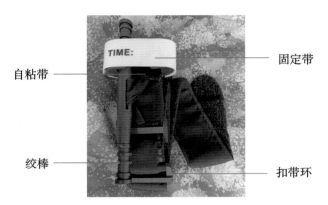

自粘带 —

固定带

绞棒 —

扣带环

图 3-1　旋压式止血带

2. 卡带式止血带:适用于院前或战时伤员的自救互救。优点是:①具有快速自动锁紧和解脱装置,操作简便;②使用者单手即可完全操作。缺点是:①常有压力不足以压迫动脉、止血不确切的问题;②沾血后解扣困难;③加压时容易导致皮肤锐痛。卡带式止血带在中东战争中已经被证明是失败的止血带,美军中东战争曾经有血淋淋的教训,现已经被北约国家淘汰。目前我军单兵急救包和特种兵急救包均不再配备(图 3-2)。

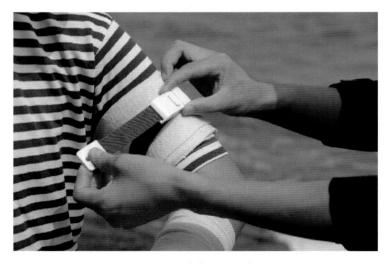

图 3-2　卡带式止血带

3.橡皮管止血带:橡皮管止血带于第二次世界大战时就被广泛应用于战场,因其宽度仅1 cm,是充气止血带压力的15倍,并发症多,危害比较严重,而且不适合自救,目前已经被北约国家淘汰。目前我军单兵急救包和特种兵急救包均不再配备(图3-3)。

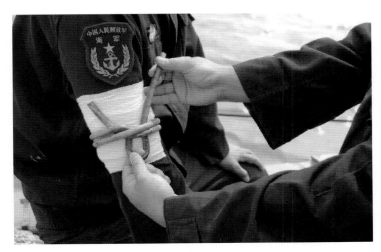

图3-3 橡皮管止血带

4.绞棒止血带:在没有制式止血带(旋压式止血带)的情况下紧急使用,具体使用方法见图3-4。

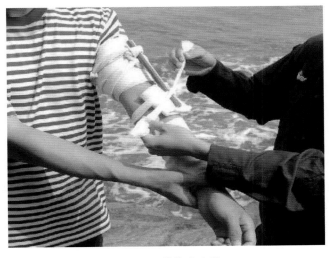

图3-4 绞棒止血带

5. 手动充气止血带：手动充气止血带是院前急救、院内急救和骨科手术时的标准止血带。其中手动充气止血带可以通过手动进行充气，便于携带，适用于院前急救及伤员转运过程。充气式止血带的特点是压迫面积较广，压力均匀，操作简便，安全性较高。手动充气止血带由可充气的袖带和充气气囊构成。袖带类似于血压计袖带，见图3-5。

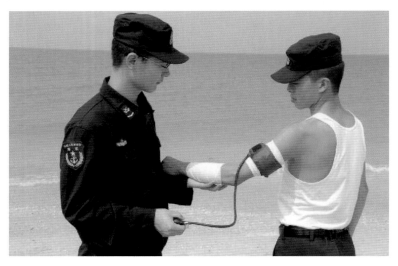

图3-5　手动充气止血带

（二）Celox 止血粉

Celox 止血粉的药品名称是止血颗粒。主要用于撕裂伤、小型切口和破损伤口等出血。组成成分主要有聚氨基葡萄糖（壳聚糖），见图3-6。

1. 适用范围：用于控制紧急条件下严重的皮肤表面局部出血，或者用于撕裂伤、小型切口和破损伤口等出血的皮肤表面局部处置。

2. 产品特点：Celox 止血粉具有快速、简单、安全、可靠的特点。

（1）可快速控制外伤导致的大动脉出血。

（2）易于携带，操作简便，非专业人员按照使用说明也可以迅速操作。

（3）既可用于深层动脉出血，也可用于浅表伤口。

（4）使用伤口位置不受限制，头、颈、胸、腹部等全身各处均可安全使用。

（5）倒入伤口后数分钟即可凝结成血凝块，且血凝块非常容易去除。

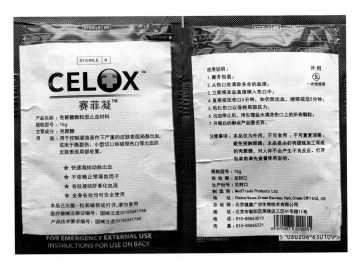

图 3-6　Celox 止血粉

（三）急救止血绷带

急救止血绷带自带止血敷料，敷料表面添加壳聚糖等止血药物，具有促进凝血、抗感染等功效。急救止血绷带由自粘弹性绷带、固定钩、敷料垫构成。对于轻中度出血，效果确切且不粘连伤口（图 3-7）。

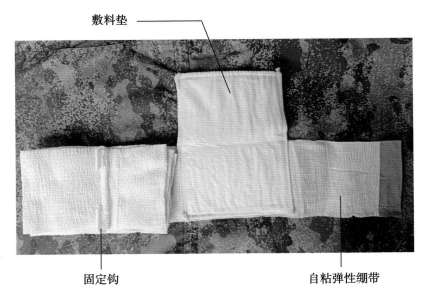

图 3-7　急救止血绷带

（四）急救创伤绷带

急救创伤绷带又称多功能包扎包,由头端套环、加压环、固定钩、敷料垫、弹力绷带构成(图3-8),分为大、中、小3个型号(图3-9)。适用于头、躯干、四肢等部位伤口的包扎。具有适体性好、操作简便等优点。自救时可单手完成包扎。对于轻度出血,用急救创伤绷带加压包扎即可止血。

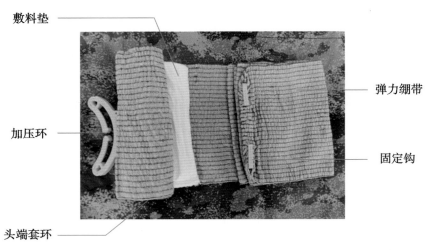

敷料垫

弹力绷带

加压环

固定钩

头端套环

图3-8　急救创伤绷带

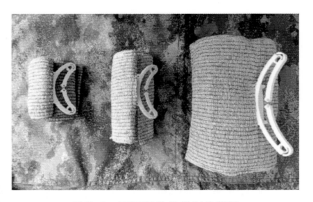

图3-9　不同规格急救创伤绷带

（五）交界部位止血带

目前我军尚未配发交界部位止血带,但随着我军卫勤事业的快速发展,交界部位止血带将很快列装。交界部位止血带包括骨盆带、充气气囊、目标区域压迫装置(TCD)3 个主要部件(图 3-10)。骨盆带如同编制外腰带,充气气囊只有一个,可以给两个 TCD 充气,TCD 随着充气量的增多而逐渐膨胀(图 3-11)。放置交界部位止血带的时候,TCD 要放置在交界部位动脉破裂区域。

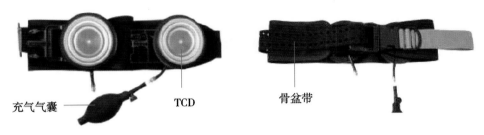

充气气囊　　　　TCD　　　　骨盆带

图 3-10　交界部位止血带

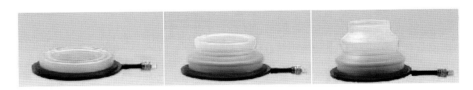

图 3-11　目标区域压迫装置

战场上,橡皮管止血带曾广泛应用,橡皮管止血带长时间应用容易导致肢体坏死,曾造成大量截肢。我军西南边境对越作战时,因止血带使用不当,6 名伤员死亡,37 名伤员截肢。在 2000 年左右,"不能使用止血带"一直是美军战伤救治的理念,相应地,美军特种部队的随身急救包内并没有配备止血带。在 2001 年阿富汗战争初始阶段,美军取消针对使用止血带的培训项目。但随着对可预防性死亡研究的展开,2003 年,美国陆军野战外科研究所开始对某些特定情况下使用止血带的有效性进行再评估。2004 年,医学专家开始建议战场急救可用止血带。2006 年,止血带普遍用于战场紧急救治。目前,止血带被多项研究证实具有"紧急救命"作用,尤其在因四肢战伤所致失血性休克的情况下。研究发现,在过去近20年内,战伤时止血带的使用率从4%上升至40%,对于单一肢体战伤而言,存活率与止血带的使用呈正相关。截至2018年,美军数据库资料表明,在伊拉克战场上应用止血带至少挽救了1 000~2 000名士兵的生命。由于新型止血带的使用和后送时间的缩短,美军伊拉克战争和阿富汗战争无一例因使用止血带而导致截肢。重新提倡应用止血带是近年来战术战伤救治的关键变革,止血带因此被认为是现代战伤救治中必不可少的救命工具。

二、火线救治阶段止血策略

火线救治阶段是在敌我双方交火环境下实施的救治,强调士兵自救互救。在火力回击或有效躲避的前提下,仅对威胁生命的四肢出血使用止血带止血。如果有交界部位止血带,可以对交界部位大出血进行止血带止血。在这个阶段要忘记直接按压和加压包扎止血。该阶段扎止血带应突出"高"和"紧",只需直接扎在军装上,尽量靠近伤口近心端,不必追求止血带的精准位置,所以该止血带也形象地被称为"高而紧"止血带。

◎ 步骤

(一)评估止血带使用指征

1. 来自伤口跳动性的或持续性的出血(图3-12a)。

2. 地上流了一摊血(图3-12b)。

3. 外层衣服被血浸透。

4. 创伤性肢体离断(图3-12c)。

5. 出血导致的精神异常、意识丧失、脉搏跳动减弱而且跳动增快等休克症状。

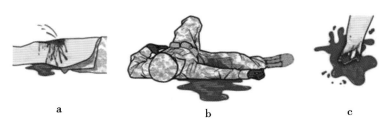

a   b   c

图3-12　止血带应用指征

（二）止血带操作方法

美军在伊拉克战争和阿富汗战争中，美军战术战伤救治委员会仅推荐使用制式旋压式止血带和交界部位止血带。如果两者均无，可以选择绞棒止血带。所以，下文仅介绍这3种止血带的使用方法。

1. 旋压式止血带

◎ 步骤

（1）止血带置于伤口上方 5 ~ 10 cm，火线救治阶段，出血位置难以确定时，直接放置在肢体近心端，环绕肢体一周将自粘带插入扣带环内，见图 3-13。

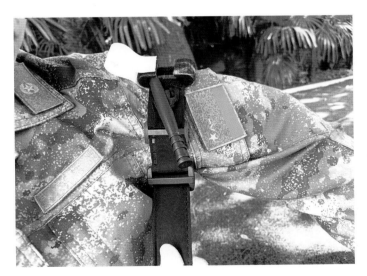

图 3-13 自粘带环绕肢体一周

（2）拉紧自粘带，反向粘紧。转动绞棒，直至出血停止，见图 3-14。

（3）将绞棒卡入固定夹内，多余自粘带继续缠绕后，用固定带封闭，见图 3-15。

（4）火线救治阶段不需要记录止血时间。等到战术区域救治阶段再记录止血带放置时间。

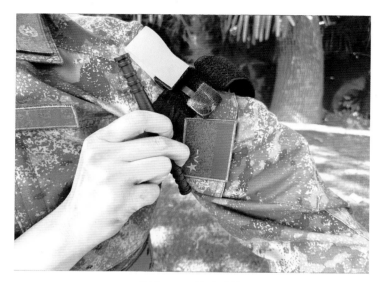

图 3-14　转动绞棒

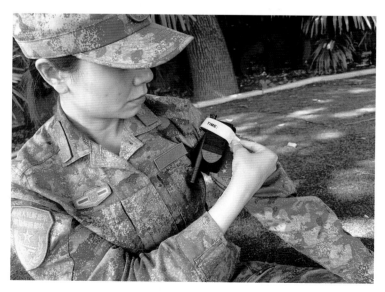

图 3-15　固定固定带

★ 技巧

- 自救时,可预先将自粘带插入扣带环内呈环状,套于伤肢快速止血。
- 固定带固定前要粘在固定夹的上半部,便于缠绕自粘带。
- 固定夹的位置要放置在上臂一点钟处,便于操作绞棒。

2. 交界部位止血带

◎ 步骤

(1)将骨盆带置于患者臀部下方,使 TCD 能够覆盖出血伤口。伤口可以使用消毒纱布或者止血敷料覆盖(图 3-16)。

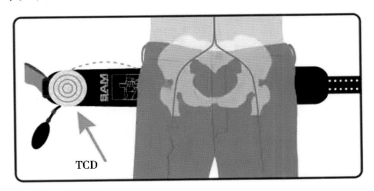

图 3-16　放置骨盆带

(2)将 TCD 置于目标区域(出血部位),并连接卡扣(图 3-17)。

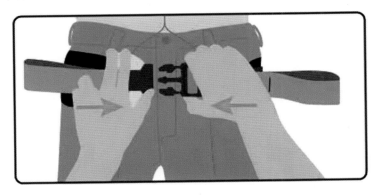

图 3-17　连接卡扣

（3）向两侧拉棕色带子，直到听到卡扣入位的声音（图3-18）。

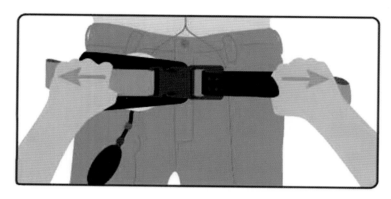

图3-18　向两侧拉棕色带子

（4）利用气囊向 TCD 中打气，直到出血停止（图3-19）。

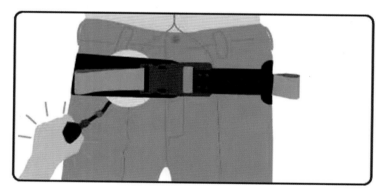

图3-19　用气囊向 TCD 中打气

3. 绞棒止血带

◎ 步骤

（1）将三角巾折叠成7～8 cm 带状，在伤口上方5～10 cm 处环绕肢体两周，打一活结，见图3-20。

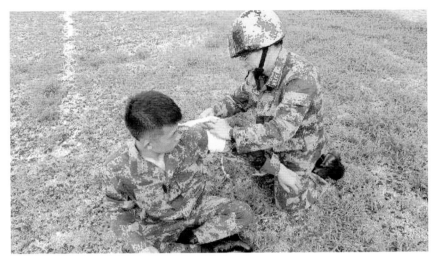

图 3-20 三角巾环绕肢体两周打结

（2）将绞棒插入活结下方偏外侧，提起、绞紧，直至出血停止（图3-21）。

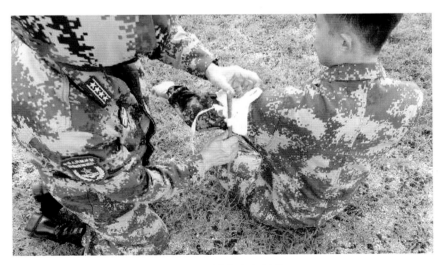

图 3-21 绞棒上打活结

（3）使用活结环固定绞棒两端（图3-22）。

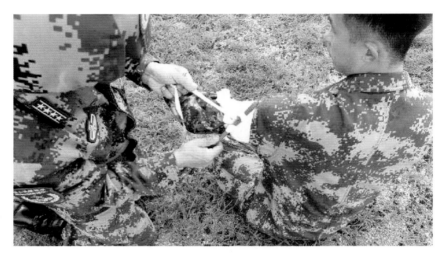

图 3-22　　**活结环固定绞棒两端**

绞棒止血带操作要领：一绕、二提、三绞、四固定。

※ **注意**

★如果你只能为伤员做一件事，就去用止血带止血。

★战场上最好的药物是火力优势。

★不要在火线救治阶段处理轻微出血。

★在可以使用止血带的地方，止血带是火线救治中控制危及生命出血的首选。

★忘记直接按压、敷料包扎和其他任何不适用于火线救治的止血措施。

★所有参战人员都应该携带旋压式止血带，并接受使用培训。

★止血带选择不当或者止血带使用错误容易导致并发症的发生，我军西南边境对越作战时，因止血带使用不当，6名伤员死亡，37名伤员截肢。

★应用止血带会引起一定的疼痛，但这可以保住伤员生命。

★火线救治阶段，请直接在衣服外使用止血带。

✳ **警告**

战场所有人员都应佩戴战术战伤救治推荐的战术止血带，质量差的止血带已经带来很多血的教训。

不要把止血带放在背囊的底部，止血带是火线出血自救的第一选择！如有指征，要毫不迟疑地在第一时间应用止血带。

应用止血带时不要随意移动伤员身上的军装/制服，以确保出血位置明确。

如果出血位置不明确或者是夜间行动，抑或者多处致伤，应用止血带的原则就是"高而紧"。

如果第一根止血带失败，迅速在近心端（上方）用第二根止血带。

止血带不要跨过膝关节或肘关节（美军单兵装备有膝、肘护具）。

密切监视伤员情况，确保止血带足够紧且出血得到控制。

在应用任何止血带后，都要切记反复评估、评估、再评估。

无论什么时候都不能使用电线、铁丝、细绳等过细的东西代替止血带。

三、战术区域救治阶段止血策略

战术区域救治指敌方火力已经被有效压制，施救者和伤员暂时脱离敌方有效火力威胁后实施的救治，比如已经到达掩体内或者到达建筑物内，救治环境相对安全。此时，战术环境没有火线救治阶段恶劣，可以实施的止血策略相对较多。

（一）全面评估出血

重新暴露所有伤口，重点检查是否存在还没有处置的严重出血。一旦发现没有处置的严重出血，立即给予止血。止血方法可以是止血带止血，也可以是急救止血绷带等材料加压包扎止血（见下文）。

（二）评估火线救治阶段的止血带

1. 调整止血带位置：将火线救治阶段"高而紧"止血带重置于距离伤口5～10 cm近心端的皮肤上，重置时需要先扎紧新的止血带，之后再放松"高而紧"止血带。

2. 评估止血带效果：如果仍有出血或者能触及远端动脉搏动，则立即在第一条止血带的近心端放置第二条止血带（图3-23）。

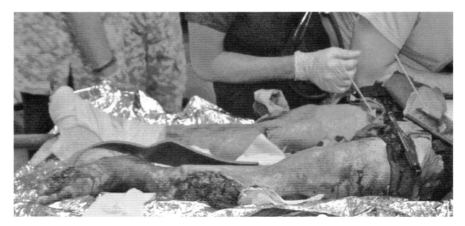

图 3-23　近心端放置第二条止血带

3. 标记止血带放置时间：如果时间记忆不准确，则从战术区域救治时间计算并标记。

4. 移除止血带：如果后送时间预计超过 2 h，而且伤员无休克、非断肢出血以及有条件密切监测出血情况，可将"高而紧"止血带更换为急救止血绷带加压包扎止血，注意在完成加压包扎止血后再放松"高而紧"止血带，并将其放置在距离伤口 5~8 cm 近心端皮肤上。如果一旦发现加压包扎止血无效，则立即扎紧止血带止血。

✳ 警告

以下情况严禁取下止血带。

⚠ 伤者休克。

⚠ 不能严密监视伤口是否再次出血。

⚠ 止血带远端的肢体已经创伤性截肢。

⚠ 止血带已经使用了 6 个多小时。超过 6 h 的止血带只能由专业医务人员取下。

⚠ 伤员应用止血带后能在 2 h 内到达医疗处置场所。

⚠ 严禁定时放松止血带，让血液流向受伤的肢体。实践证明 1~2 h 定期放松止血带让血液流向肢体是错误的。

（三）加压包扎止血

加压包扎止血可以选用的材料是急救止血绷带、急救创伤绷带、弹力绷带、普通绷带、三角巾。加压包扎止血可以控制大部分轻度甚至是中度的出血。以下是急救止血绷带包扎方法。

◎ 步骤

1. 若有条件，洗净双手，戴上乳胶手套和口罩，避免污染伤口。
2. 打开急救止血绷带，敷料敷于伤处（图3-24）。

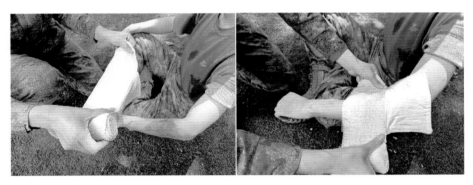

图 3-24　急救止血绷带覆盖伤口

3. 用力拉紧自粘带螺旋形缠绕，缠绕力度以止血为目的，将敷料完全覆盖（图3-25）。

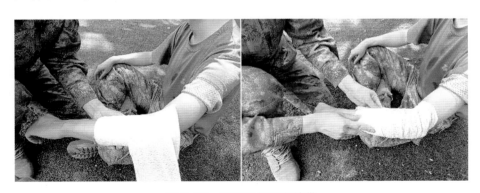

图 3-25　螺旋形缠绕自粘带

4. 固定钩固定（图3-26）。

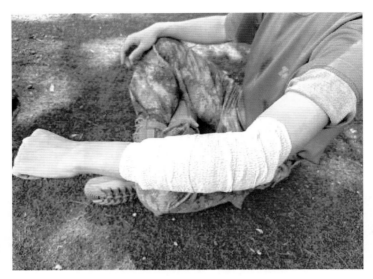

图3-26　固定钩固定

（四）填塞止血

◉ 步骤

1. 应用止血敷料填塞伤口，单兵急救包中有压缩曲线纱布。要尽可能保持无菌操作，比如戴上医用手套，并且不要污染止血敷料（图3-27a）。

2. 填塞好伤口后，必须在伤口上方按压3 min。在这3 min内不要检查止血效果。3 min后，仔细观察是否有血从纱布下继续流出，以确定出血是否得到控制（图3-27b）。

3. 如果出血得到控制，用急救创伤绷带或者压力绷带包扎伤口（图3-27c）。

4. 确保压力绷带有效并且出血已得到控制。

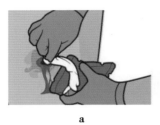
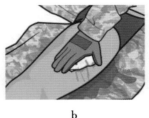
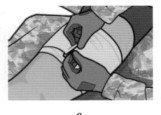

a   b   c

图 3-27　填塞止血法

※ 注意

☆如果压力绷带或止血敷料无效，请尽可能在出血部位上方 5～10 cm 处使用止血带。

☆如果无法放置止血带并且压力绷带无效和（或）被血液浸透，请用新的止血敷料更换原来的止血敷料重新操作。

☆用止血敷料包扎伤口后，在出血处保持 90 s 的持续压力才有效。

四、交界部位止血

交界部位大出血死亡率高，而且交界部位大出血止血一直以来是我军官兵的薄弱环节，所以，本节单独详细阐述。

交界部位是指与四肢、头颈部与躯干连接的腋窝、腹股沟、颈部交界部位等，其常为大血管走行及分叉区域。腋窝处有大血管腋动脉（红色血管，下文同）和腋静脉（蓝色血管，下文同）（图 3-28）。腹股沟处有大血管股动脉、股静脉（图 3-29）。颈部交界部位血管有锁骨下动脉、锁骨下静脉、颈内动脉、颈内动脉（图 3-30）。

传统止血带难以在交界部位使用，因此交界部位出血死亡率比较高，占可预防性死亡的 67%，锁骨下动脉、腋动脉、股动脉出血 3 min 就可以导致死亡。美军伊拉克战争和阿富汗战争表明，随着旋压式止血带的广泛应用，四肢大出血导致的死亡率逐渐下降，而交界部位出血导致的死亡率逐渐上升。

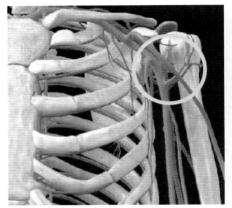

图 3-28　腋窝血管解剖示意

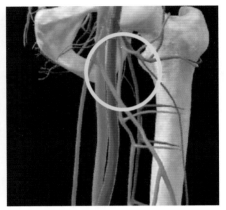

图 3-29　腹股沟血管解剖示意

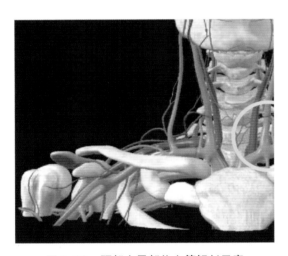

图 3-30　颈部交界部位血管解剖示意

　　由于旋压式止血带效果差,交界部位出血的最佳选择是使用交界部位止血带。我军目前尚未配备交界部位止血带,但交界部位止血带制作简单,相信很快我军单兵急救包就会装备。如果没有交界部位止血带,可以采用填塞止血法、"8"字加压包扎止血法、就便器材止血法。交界部位止血带见前文叙述,其他具体操作方法分别阐述如下。

（一）填塞和"8"字加压包扎止血法

8 字加压包扎法参照地方医院广泛应用的介入手术。大部分介入手术是通过刺破股动脉放置导管和导丝。手术结束后正是采用 8 字加压包扎法控制股动脉破裂出血的时候。

1. 腹股沟"8"字加压包扎法

◎ 步骤

（1）充分暴露伤口，找到出血点，创面撒上壳聚糖止血粉（单兵急救包已经配备）（图 3-31）。

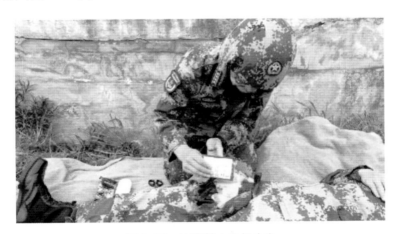

图 3-31　壳聚糖止血粉止血

（2）如果伤口有一定的深度，则需要首先用止血纱布填塞伤口。

（3）打开急救止血绷带，止血敷料放置出血处，用力按压 3 min 以上（图 3-32）。

（4）用力拉紧自粘带环形缠绕腹股沟一周，缠绕力度以达到止血为目的，将敷料完全覆盖，在出血的位置放置绷带卷，继续缠绕一周。绷带卷的作用是为了进一步加大压力（图 3-33）。

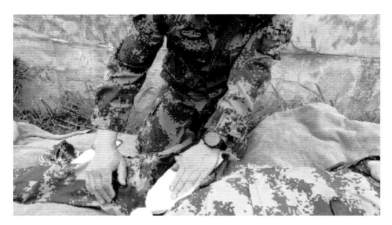

图 3-32　按压止血

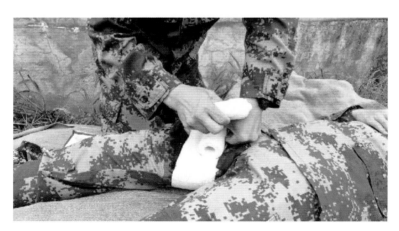

图 3-33　加压处理

（5）"8"字法缠绕腰带部位,然后缠绕腹股沟,循环下去,直到绷带用完,然后用固定环固定止血绷带（图 3-34）。

（6）固定下肢,立即后送。固定下肢的目的是防止搬运过程中再次出血。

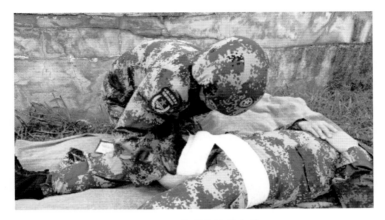

图 3-34　"8"字缠绕包扎

2. 腋窝"8"字加压包扎止血法

◎ **步骤**

（1）伤员坐位,伤侧手臂放在施救者肩部,充分暴露腋窝伤口(图 3-35)。

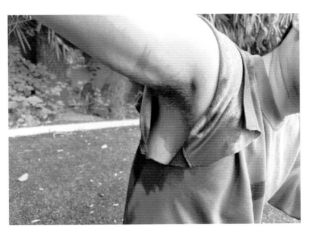

图 3-35　暴露腋窝伤口

　　（2）将止血纱布或者干净的布条放入施救者左侧迷彩上臂的口袋内,头端露出,慢慢抽出,填塞伤口,直到伤口填满,然后把剩余的纱布卷放在伤口上方,高于皮肤 3～5 cm。如果高度不够,增加一块纱布。按压 3 min 以上,直到出血停止(图3-36)。

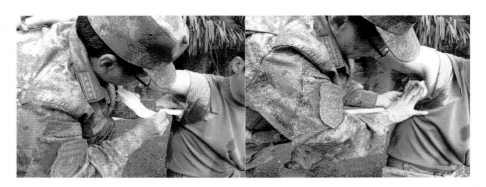

图3-36　填塞和按压腋窝伤口

(3)急救止血绷带,或者急救创伤绷带,或者弹力绷带放置在填塞的纱布上方,然后在伤侧腋下和肩部缠绕伤口两圈(图3-37)。

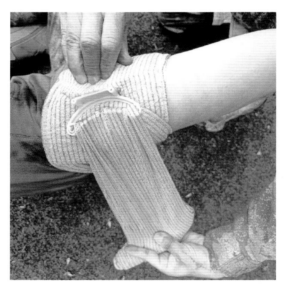

图3-37　缠绕包扎

(4)沿背部到达对侧腋下,然后"8"字再次绕行到背部,再到伤侧腋窝环绕包扎。如果是急救止血绷带或者急救创伤绷带,用固定钩固定。如果是弹力绷带则需要打死结(图3-38)。

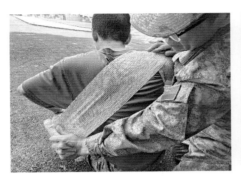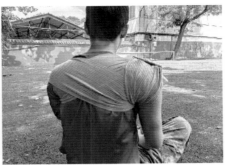

图3-38 "8"字缠绕包扎

（5）用三角巾把伤侧的上臂固定到胸部（图3-39）。

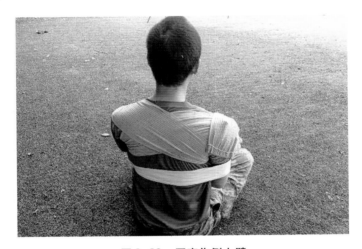

图3-39 固定伤侧上臂

★ 技巧

● 如果是急救创伤绷带，则绷带头端朝向背部，绷带卷朝向胸部。如果是急救止血绷带或者弹力绷带，则绷带头端朝向胸前，绷带卷朝向背后，目的是保证包扎的绷带均缠绕在背部，减少对呼吸的影响。

● 腋窝加压包扎的整个过程中，要保持压力的持续存在，必要时让伤员自己按压伤口。

3. 颈部交界部位加压包扎止血　颈部交界部位受位置影响,很难使用止血带止血,包括交界部位止血带也不宜采用"8"字加压包扎止血。美军《战术战伤救治指南》推荐采用加压包扎止血。

◉ 步骤

(1)充分暴露颈部伤口。

(2)止血纱布或者干净的布条填塞伤口,直到伤口填满,剩余的纱布条可以放在伤口上方,要高于皮肤 3～5 cm。在填塞伤口时可以把纱布成布条放入施救者口袋内,以解放双手。填塞完成后可以让伤员压迫敷料,以方便施救者准备包扎用的弹力绷带(图 3-40)。

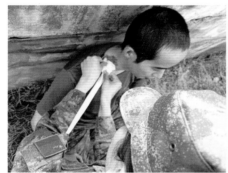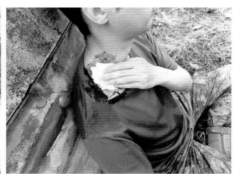

图 3-40　填塞和按压颈部伤口

(3)按压 3 min 以上,直到出血停止。如果伤口还在出血,则去除刚才填塞的止血纱布,换一个新的止血纱布重新填塞。

(4)急救止血绷带,或者急救创伤绷带,或者弹力绷带放置在填塞的纱布上方,然后从伤侧颈部→胸腔→对侧腋下→对侧背部→斜向上缠绕到伤口上方(图 3-41)。

(5)继续缠绕至少两圈,在伤口上方用固定钩固定,如果是弹力绷带则打结。外军 TCCC 指南强调要打死结,而且打死结后为了进一步加固,在死结外缠绕胶布固定(图 3-42)。

(6)把伤侧上臂用条带三角巾固定到胸部,目的是减小伤侧肢体活动时增加出点血的概率(图 3-43)。

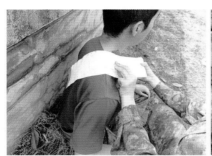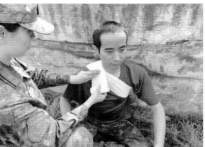

图 3-41　缠绕包扎颈部伤口

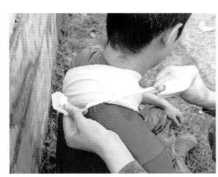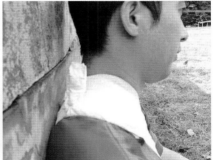

图 3-42　死结固定

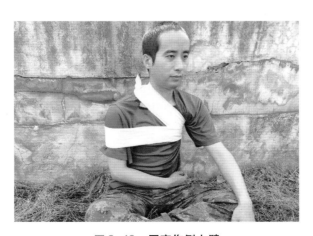

图 3-43　固定伤侧上臂

（二）就便器材止血法

使用的器材是外腰带和充气止血带。

◉ 步骤

1. 外腰带转移到臀部下方，留一指间隙（图3-44）。

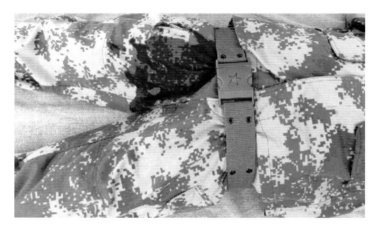

图3-44 调整外腰带位置

2. 把充气止血带的袖带放置在出血的区域，放置前可以先放置止血敷料。然后打气，直到出血停止（图3-45）。

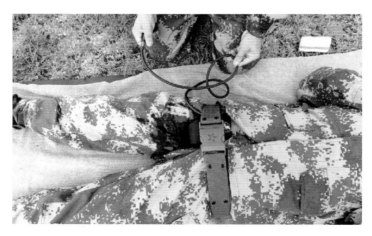

图3-45 放置气囊并充气

五、战术后送阶段止血策略

战术后送是在机动运输后送工具内(如医疗专用或非医疗专用车、船、飞机)实施的救治,相应分为医疗后送或战术后送。战术环境相对前两个阶段可能更安全也可能再次受袭,因此所实施的止血策略与战术区域救治阶段相同。一方面继续进行在第二个阶段尚未完成的处置,另一方面对各种止血部位和失血性休克进行持续密切监测。当然,如果医疗后送条件具备,可以输血,可以输注止血药物。

第二节　通　气

在火线救治阶段,美军《战术战伤救治指南》要求仅对致命性大出血给予止血,反对行气道管理,原因很简单:如果在交火中伤员就停止呼吸,其生存率几乎为零。

在战术区域救治阶段,确保呼吸道通畅,维持氧气交换是抢救重创伤员、心搏骤停伤员时的首要任务。施救者应在第一时间管理气道,必要时建立人工气道,从而确保心、脑、肺等重要脏器得到必需的氧气供应,降低心、脑、肺坏死的风险。可预防性死亡中,气道梗阻占5%~10%,平均为8%。美军在阿富汗战争和伊拉克战争期间一项最权威的研究结果显示:可救的存活损伤是大出血(91%)和气道梗阻(8%)。

通气是中国人民解放军陆军军事训练与考核大纲要求掌握的十项救治技术之首,原因很简单:没有呼吸就没有生命。战场资料显示,阵亡伤员中有1%~2%直接死于呼吸道堵塞。

一、气道阻塞的常见原因

1. 由颌面部创伤(面部和下颌的创伤)引起,额面部创伤导致的窒息往往需要放置鼻咽通气管或气管切开(图3-46、图3-47)。

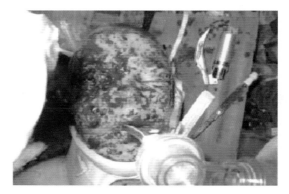

图 3-46　气管插管

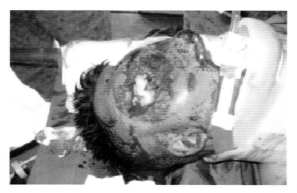

图 3-47　气管切开

2. 气道烧伤,包括吸入高温浓烟或者吸入燃烧产生的有害气体(图3-48)。

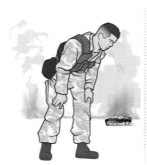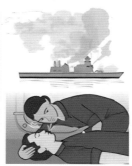

图 3-48　气道烧伤

3.各种原因(尤其是颅脑外伤后)导致的意识丧失,意识丧失后容易导致呕吐物误吸。

4.昏迷后伤员,舌头可能会松弛,从而导致舌后坠阻塞气道。舌后坠导致的气道梗阻往往可以通过简单的手法操作轻松解除。

无论何种原因导致的气道梗阻,如不及时开放气道保持通畅,可严重危及生命。气道保护措施要求及时、有效、稳定,在急救、转运的整个过程中确保气道的稳定保护。如情况紧急可采取手法开放气道,有条件时可以使用器材开放气道。

美军近20年的战场救治经验表明:①抬头举颏法、手指掏出法或者海姆立克法可以解除部分气道阻塞;②口咽通气管放置成功后容易移位或者脱落,效果不如鼻咽通气管;③普通官兵难以掌握气管插管,军医在战场上操作的成功率低于70%,卫生兵的操作成功率不到40%,而且气管插管需要光源,战场上容易暴露位置,所以战场上并不常用;④鼻咽通气管放置简单,整个过程不超过10 s,操作成功率接近100%,可以替代气管插管;⑤改良的环甲膜切开术是在标准通气术的基础上改良的技术,所需的器械简单,操作简单,经过简单的培训2 min内即可完成,其中插入通气管仅需4 s。成功率接近100%。美国国防部要求特种兵、战斗救生员、卫生兵必须掌握。

二、抬头举颏法和手指掏出法

对于昏迷后舌后坠导致的呼吸道梗阻伤员,采用抬头举颏法打开气道,气道梗阻大概率可以解除(图3-49)。如果打开气道后发现口咽部有异物,尝试用手指掏出。

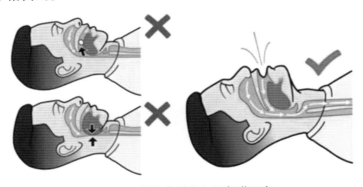

图3-49　梗阻气道和打开气道示意

◉ 步骤

1. 查看现场是否安全。战场安全是动态变化的。
2. 判断伤员是否存在呼吸。
3. 平卧伤员，操作要特别小心，不要移动其头部、颈部。
4. 采用抬头举颏法打开气道（图3-50）。

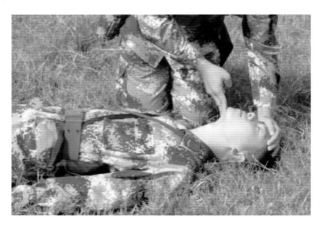

图3-50　抬头举颏法打开气道

5. 把右手示指放在伤员下颌处。
6. 把右手拇指放进伤员口腔内，在舌头上面（图3-51）。

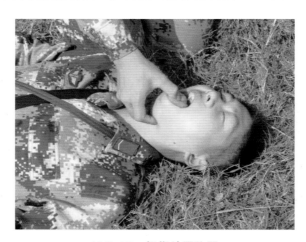

图3-51　拇指放置位置

7.捏紧拇指和示指。

8.向伤员脚趾方向拉伤员的下巴和舌头,伤员的舌根要离开喉部。

9.查看呼吸道内是否有阻塞物。

10.如果有,用左手示指掏出阻塞物(图3-52)。

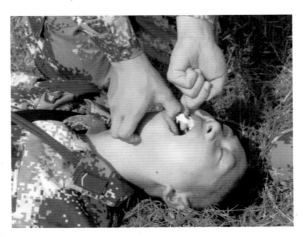

图3-52　掏出阻塞物

※ **注意**

★如果伤员有意识且可以正常说话,一般不会出现气道阻塞。

★如果伤员出现呕吐,让伤员侧卧,清除呕吐物。

❋ **警告**

⚠ 若异物卡在伤员咽喉部,不要试图取出或抠出,其结果不仅没有效果反而使异物进入呼吸道更深,加重患者窒息(采用下文的"海姆立克急救法")。

⚠ 如果看不到阻塞物,不要试图去掏取。

⚠ 如果怀疑有颈椎损伤,尽可能不把伤员头部偏向一侧。

三、海姆立克急救法

海姆立克急救法是由美国医生海姆立克先生研究发明,1975年被美国医学会以他的名字命名的一项急救技术,主要用于气道异物梗阻的现场急救,及时阻止窒息、昏迷、心搏骤停等危险的发生。海姆立克急救法挽救了无数人的生命,海姆立克被称为世界上拯救生命最多的人。

海姆立克急救法解除梗阻的原理是:利用肺部残余气体,按压腹部形成气流冲出梗阻异物,使患者恢复正常呼吸。

◎ 步骤

1.发现窒息的特征:双手抓喉部、高调喘鸣音、不能说话、吸气困难(图3-53)。

2.确信窒息者可以站立,施救者站在他身后(图3-54)。

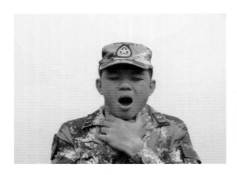 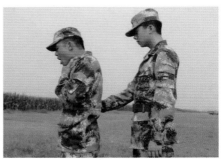

图3-53　**窒息特征**　　　　　图3-54　**施救者站立位置**

3.用双手抱住窒息者,如同在身后拥抱某人(图3-55)。

4.抱住窒息者的要领是:一只手握拳头,放在窒息者心口处(图3-56),用另一只手抓住刚才握好的拳头。

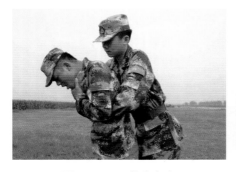 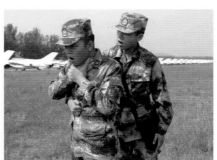

图3-55　**环抱窒息者**　　　　　图3-56　**拳头放置位置**

5. 拳头向伤员腹腔内施压,并快速向上提拉拳头。连续提拉,直至堵塞物被吐出,并恢复呼吸(图3-57)。

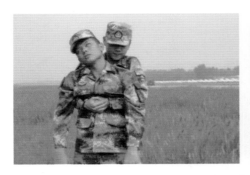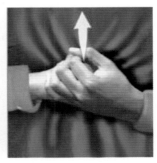

图3-57　提拉拳头

★ 技巧

1. 如果伤员已经意识不清,使伤员平卧,然后骑跨在伤员大腿处,手的方式、位置、推压方法均同意识清楚伤员(图3-58)。

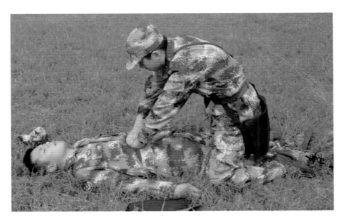

图3-58　昏迷伤员施救法

2. 如果身边没有战友,自己出现窒息症状,可以采取自救方法:上文放置拳头的部位对准桌子,或者墙角,或者其他合适的物体冲击自己的腹部(图3-59)。

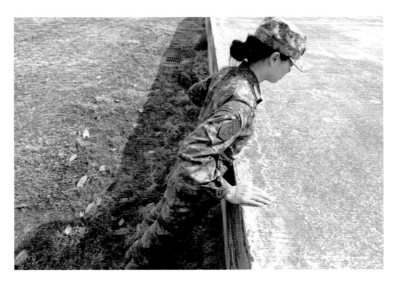

图 3-59　**窒息早期自救**

✳ **警告**

⚠ 如果伤员仍在咳嗽,说明他有呼吸,应鼓励他用力咳嗽,往往能咳出堵塞物。

四、放置鼻咽通气管

美军为每名士兵配发一支鼻咽通气管,真空包装,可用于自救互救(图 3-60)。其在美军中东战争和全球反恐战争中应用得非常成功。我军已经于 2017 年开始为特种兵配发鼻咽通气管。TCCC 指南强调,对于无颌面、无颈部创伤的伤员,鼻咽通气管就足以有效持续开放气道,效果相当于气管插管。

放置鼻咽通气管适应证:①对于无意识、无气道梗阻的伤员采用抬头举颏法开放气道,置入鼻咽通气管并摆放复苏体位,目的是防止舌后坠导致的呼吸道梗阻。②对于已发生气道梗阻的伤员,徒手解除梗阻成功或失败后,均进行上述步骤操作。

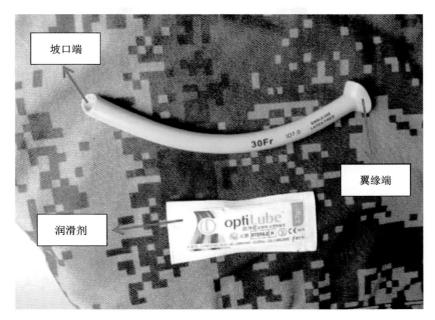

坡口端

翼缘端

润滑剂

图 3-60 鼻咽通气管

◎ 步骤

1. 紧急评估鼻腔通道有无创伤、异物、鼻息肉、鼻中隔偏曲等情况（图 3-61）。

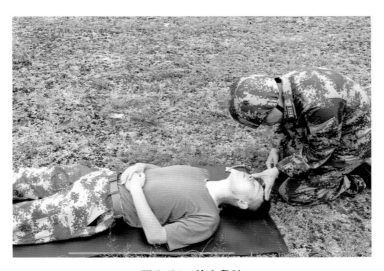

图 3-61 检查鼻腔

2. 协助伤员取仰卧位,测量并选择合适鼻咽通气管,测量鼻尖到耳垂长度即为插入深度。

3. 导管涂抹水性润滑剂,如果没有水性润滑剂可以使用水或者伤员的唾液(图3-62)。

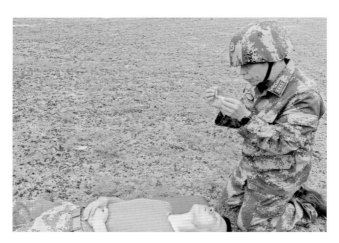

图3-62　润滑鼻咽通气管

4. 斜面向着鼻中隔,鼻咽通气管垂直于地面方向插入鼻腔(14～15 cm),直至尾部到达鼻腔外口。如遇阻力可轻微转动通气道,不可强入,如果患者咳嗽或抵抗,应后退 1～2 cm(图3-63)。

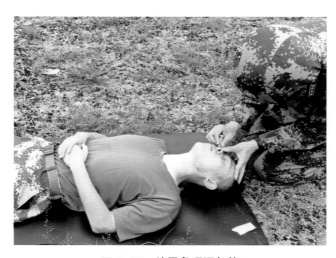

图3-63　放置鼻咽通气管

5. 固定管道,评估气道是否通畅(图3-64)。

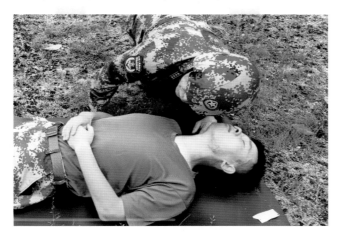

图3-64　评估气道

五、放置口咽通气管

美军反对应用口咽管通气,原因主要有以下几种。①昏迷伤员一般牙关紧闭,尤其是颅脑损伤的伤员上下颌骨强力咬紧,口咽通气管难以置入,而鼻咽通气管置入鼻腔通常阻力不大,更适合战场伤员紧急救护。②口腔容积大,口咽通气管固定不牢,伤员搬运时易滑脱,而鼻咽管借助鼻腔固定比较牢靠。③口咽通气管比鼻咽通气管更容易刺激咽喉部引起恶心、呕吐,导致误吸,插入鼻咽管即使是意识清醒的伤员也很容易耐受,虽然插入过深时也会引起恶心、呕吐,但是稍稍拔出一点即可缓解刺激,且不会影响通气效果。

但是,战场救护永远要掌握B方案,口咽通气管就是B方案(图3-65)。

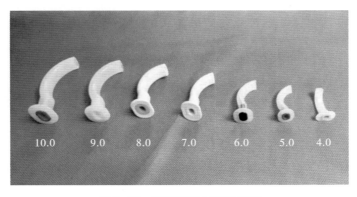

图3-65　不同型号口咽通气管

◉ 步骤

1. 使用口咽通气管进行通气时,成人常用规格为 10 cm。

2. 采用反向插入法,插管前先清除口腔内分泌物,然后从口腔沿舌插入,通气管凹面向上压住舌面向咽喉部送入(图3-66)。

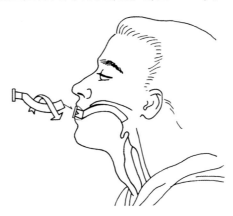

图3-66　反向插入口咽通气管

3. 当通过悬雍垂时,旋转180°使凹面向下继续向前推送至适当位置,通气管长度等于门齿距下颌角的距离,使通气管位于会厌上方。

4. 固定口咽通气管(图3-67)。

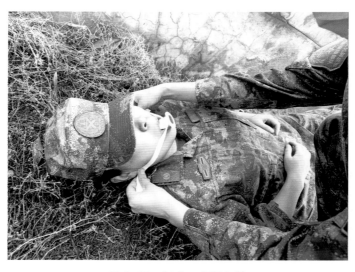

图3-67　固定口咽通气管

六、改良环甲膜切开术

美军改良环甲膜切开术又称 Cric-Key 技术,这是一种在标准通气术的基础上改良的环甲膜切开通气术。所需的器械简单,操作简单,经过简单的培训 2 min 内即可完成,其中插入通气管仅需 4 s。成功率接近 100%。因此,Cric-Key 技术正式进入美军最新的 TCCC 指南和课程,作为首选的紧急外科气道开放技术,也是战斗救生员必须掌握的技术。战斗救生员首先是一名战士,与普通战士的区别仅仅是接受了规范的急救培训。

目前,我军尚没生产 Cric-Key 器械,但相信很快就会生产并配发大部队中。实际上,即使没有 Cric-Key 器械,完全可以找到相似的替代器械,所以了解 Cric-Key 技术有重要的现实意义。

1. Cric-Key 技术所需器械　Cric-Key 技术所需器械包括 1 把手术刀、1 支引导器(图 3-68 深色部件)、1 支通气管(图 3-68 白色部件,包括气囊和充气管路)、1 支 10 mL 注射器。

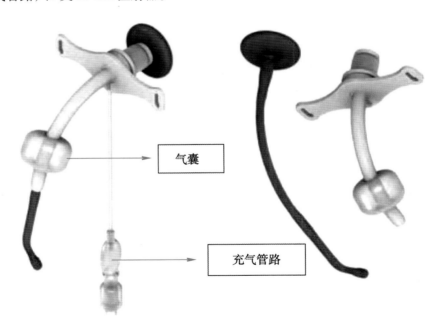

气囊

充气管路

图 3-68　Cric-Key 器械

2. Cric-Key 技术基本步骤

（1）组装 Cric-Key 技术所需器械：把引导器插入通气管中。

（2）注射器通过充气管路向气囊注入空气，检查通气管气囊密闭性，注入空气后再抽出来（图 3-69）。

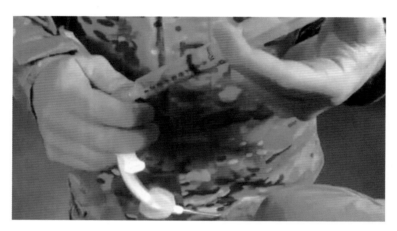

图 3-69　检查气囊密闭性

（3）评估气道梗阻，如果确定梗阻则协助伤员取仰卧位，头后仰，保持正中位，并用手指定位环甲膜位置（图 3-70）。

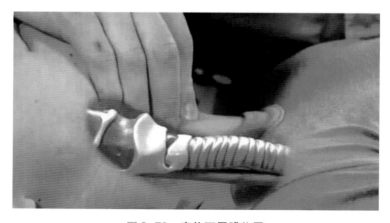

图 3-70　定位环甲膜位置

（4）局部皮肤消毒（图3-71）。

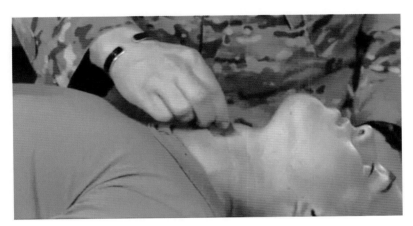

图3-71 局部皮肤消毒

（5）持手术刀在膜部上方做一纵切口，2～3 cm长，分离其下组织，露出环甲膜部，切勿划到环状软骨膜（图3-72）。

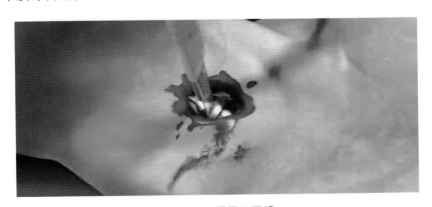

图3-72 暴露环甲膜

（6）在保持喉部稳定的同时，用手术刀水平切开环甲膜，切口长度为1～1.5 cm。

（7）将带有导气管插管的Cric-Key插入气管内，操作同时感受Cric-Key引导器末梢定位球滑过气管壁的感觉，通过间接触诊气管环，进而判别气管插管是否进入气道（图3-73）。

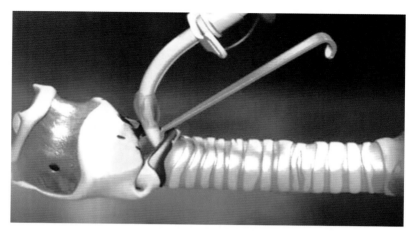

图 3-73　插入 Cric-Key 导管

（8）移除 Cric-Key，留下 Melker 套管。

（9）向套管气囊注入 10 mL 空气，进行固定（图 3-74）。

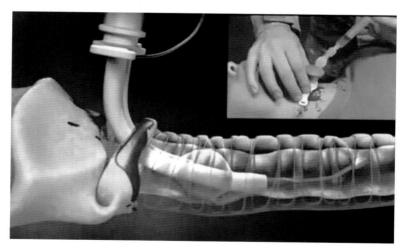

图 3-74　套管气囊注入空气

　　（10）固定气管插管，简易呼吸器辅助通气。捏球囊时，听诊腹部和双肺，并观察胸廓起伏是否对称（图 3-75）。

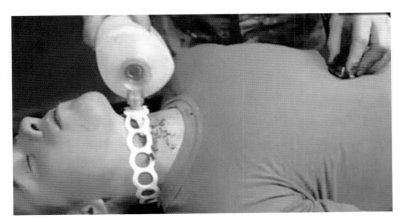

图 3-75　检查呼吸

✳ **警告**

⚠ 昏迷伤员咽喉部肌肉松弛,而且吞咽反射、咳痰反射已减弱或消失,加上呼吸道分泌物增加,很容易造成呼吸道梗阻,所以昏迷伤员应采取侧卧位。

⚠ 严禁给昏迷伤员喂水或食物,因为容易导致呼吸道梗阻。

第三节　胸部外伤急救

据美军伊拉克战争和阿富汗战争资料统计,导致伤员死亡的主要原因是大出血、上呼吸道梗阻、张力性气胸。胸部外伤占 33%,其中 10% 为张力性气胸,与美军越南战争数据一致,与平民胸部创伤的数据也一致。在战场上,张力性气胸主要由胸(背)部穿透伤(枪击)及挫伤(车辆事故)导致。在美军战场上,密集的火力下,常有散弹、子母弹从防弹衣的边缘穿入胸腔,但并非所有张力性气胸的伤口都在胸背部,也可能在腹部、肩部,甚至颈部。

一、胸部解剖标志

1.正常肺组织位于密闭的胸腔内,胸腔内为负压,胸腔负压是肺组织膨胀的基础。胸壁被穿破后,外界空气进入胸腔,压缩肺组织,造成呼吸困难,见图1-7。如果胸壁创口呈单向活瓣,每当呼吸时气体只能进入胸膜腔而不能排出体外,使胸膜腔压力不断升高,导致张力性气胸,张力性气胸必然会挤压健侧肺组织、气管和心脏,导致气管和心脏移位,具有较高的致死率。

2.胸壁及肺组织血管丰富,损伤后出血量多,容易导致休克,图3-76显示的是胸壁血管,红色为动脉血管,蓝色为静脉血管。

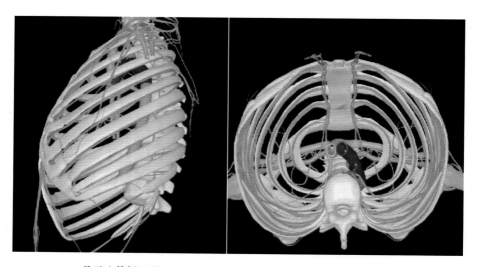

胸壁血管侧面观 胸壁血管下面观

图3-76 胸壁血管

3.锁骨位于胸腔前上部,横于颈部和胸部交界处,全长于皮下均可摸到,是重要的骨性标志(图3-77中红色部位)。锁骨中线是经过锁骨中点与地面的垂直线(图3-77中蓝色部位),与脊椎平行,对于成人男性,通常位于乳头内侧0.5~1.0 cm。

4.胸骨角:胸骨柄(图3-78绿色部分)与胸骨体(图3-78蓝色部分)的连接处,向前微微突起成角,人体表面可以触摸到。胸骨角是人体重要的骨性标志,胸骨角平对第2肋骨,第2肋骨下面就是第2肋间。锁骨中线与第2肋间的交叉点为胸腔穿刺减压点(图3-78中红点处)。

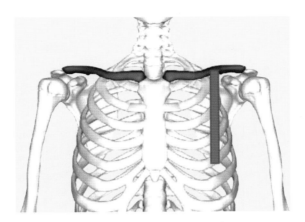

图 3-77 锁骨中线位置示意

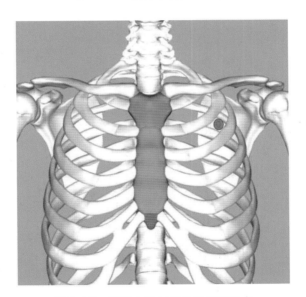

图 3-78 锁骨中线与第 2 肋间交叉点

二、胸部开放性损伤的特征

（1）呼吸困难。

（2）咯血。

（3）开放性伤口。

（4）胸部有刺入物体。

（5）伤口有气泡或"吱吱"声。

以上都是开放性损伤的特征和信号。

三、新型胸腔密封贴使用流程

1. 充分暴露伤口：用剪刀或其他工具剪开内衣，充分暴露伤口（图3-79）。

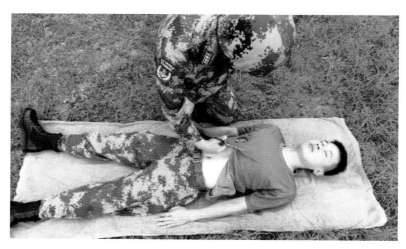

图 3-79　充分暴露伤口

2. 找到胸部冒气泡或发出"吱吱"声的地方，用干净纱布擦拭伤口周围的脏物、血液或体液（图3-80）。

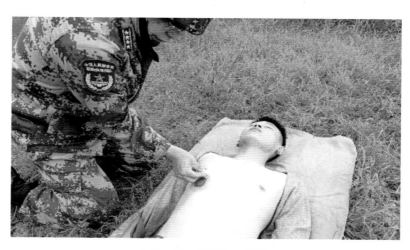

图 3-80　擦拭伤口周边

3.揭掉胸腔密封贴的保护膜,胸腔密封贴中心对准伤口,粘贴面朝下,按紧密封伤口,不让空气通过。目前,我军的特种兵急救包中已经配备胸腔密封贴(图3-81)。

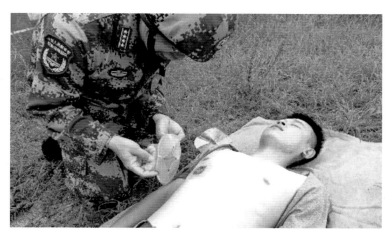

图3-81 胸腔密封贴密闭伤口

4.检查是否漏气,如果漏气,重新粘贴,或者在四周贴上胶布(图3-82)。

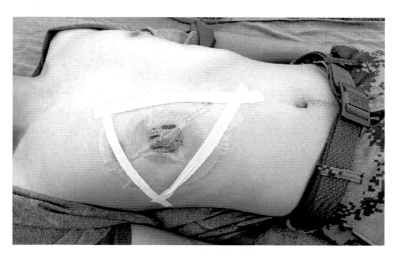

图3-82 加固密封贴

5.检查背部有无穿透伤,如果有,用同样的方法封闭处理(图3-83)。

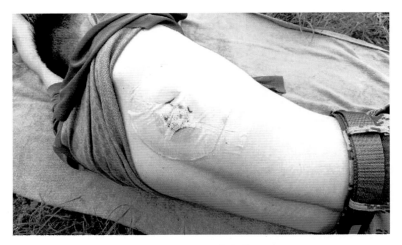

图 3-83　处理背部伤口

6.开放性伤口封闭后给予伤员最舒服的体位(伤员会自行找到自己最舒服的体位)。如果是昏迷伤员,则给予昏迷体位,伤侧朝下。

7.如果封闭伤口后,呼吸困难进一步加重,则立即按张力性气胸处理(详见下文)。

★ 技巧

●一时找不到密封用的东西时,可立即用手捂住。

✳ 警告

⚠ 不能使用吗啡、可待因或者杜冷丁等麻醉性镇痛药物,因为它们均能抑制呼吸。

⚠ 不能用自粘绷带包扎整个胸部,也不能用普通绷带缠绕过紧,因为这样做会限制呼吸。

⚠ 不要用敷料填塞胸腔伤口,以防滑入。

⚠ 不要拔出任何刺入的物体,因为容易导致大出血或损伤肺组织。

⚠ 开放性气胸封闭后,并不代表救治工作完成,还要密切监测随后可能出现的张力性气胸。

四、胸腔穿刺减压术

(一)胸膜腔穿刺减压术指征

美军 TCCC 指南指出,发现伤员出现以下症状时,应优先考虑张力性气胸,立即行气胸针进行胸腔穿刺减压术。

1. 进行性呼吸困难加重,伴有或怀疑有躯干(胸部或者腹部)创伤。

2. 普通开放性胸部外伤经胸腔密封贴处理后呼吸困难加重。

3. 创伤性心搏骤停。TCCC 指南强调,战场上创伤性心搏骤停不推荐徒手心肺复苏,复苏的成功率是零。但 TCCC 指南强烈建议创伤性心搏骤停伤员要考虑心搏骤停是因为张力性气胸引起,并给予胸腔穿刺减压。战场上有很多成功的案例。

气胸针已经在特种兵急救包中配备,是一根长为 8.25 cm、直径为 1.9 mm 的钢制针芯,针芯外套一支质地中等的导气管(图 3-84)。气胸针穿刺成功率可达 99%,且极少损伤肺组织。

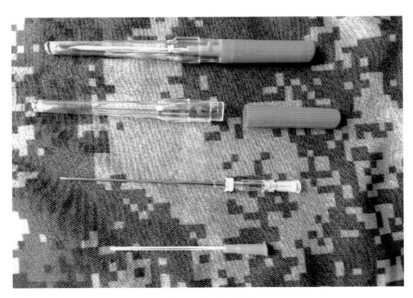

图 3-84 **气胸针**

（二）胸腔穿刺减压术步骤

1.选择穿刺点:在伤侧胸部锁骨中线第2肋间(第3肋骨上缘),确保穿刺点不在乳头线内侧、不朝向心脏。特殊情况时也可选择在腋前线第4肋间或第5肋间穿刺,成年男性乳头平对第4肋间(图3-85)。

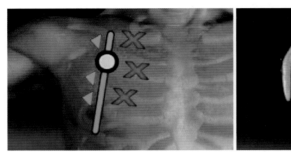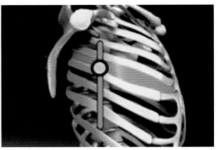

图3-85　穿刺点位置示意

2.穿刺进针:垂直胸廓平面进针,进针选择在第3肋骨上缘(图3-86)。

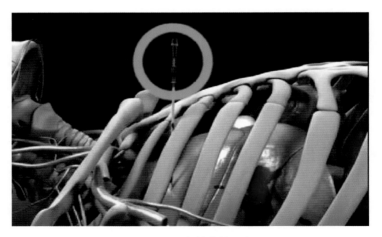

图3-86　穿刺进针示意

3.排气:穿刺成功后退出针芯排气(导管与皮肤齐平),如果存在张力性气胸,则胸腔高压积气将从导气管排出,可短时间内缓解呼吸窘迫、循环障碍等症状,为伤员后送赢得时间(图3-87)。

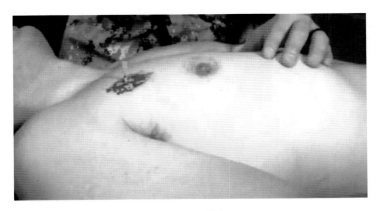

图3-87 排气

4.体位：操作结束后，如果伤员清醒，可呈坐位或侧卧位，如果伤员昏迷则呈恢复体位，伤侧在下。

5.评估：胸膜腔穿刺减压成功后，发生导气管被血液或反流物阻塞的风险极高，所以术后重要的是反复评估，旨在监测伤员呼吸困难情况，防止张力性气胸复发，一经确诊需再次穿刺。

五、胸部外伤止血

胸部（前胸后背）外伤往往伴随出血，如果伤口较深，但尚未穿破胸腔，可以采取填塞止血法。

◎ 步骤

1.充分暴露伤口，止血敷料填塞伤口，填塞的敷料要高于皮肤 3～5 cm（图3-88）。

2.按压 3 min 以上，检查出血是否停止（图3-89）。

3.急救创伤绷带覆盖伤口，缠绕胸部一周，穿过加压环后反折，适度的压力包扎伤口（图3-90）。

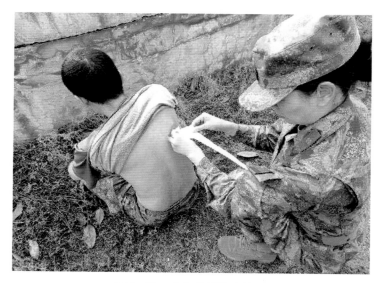

图 3-88　止血敷料填塞伤口

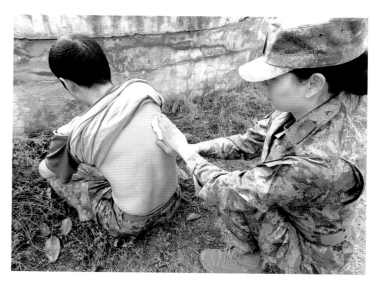

图 3-89　按压伤口

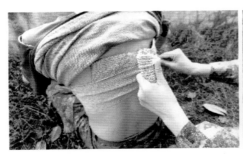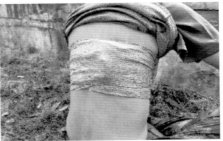

图3-90　包扎伤口

※ 注意

　　用急救创伤绷带包扎伤口后，由于压力的作用，患者可能出现呼吸困难。如果出现呼吸困难，则适度松绑。

　　如果松绑后伤口再次出血，则用急救创伤绷带重新包扎伤口，缠绕急救创伤绷带时绕过对侧的上臂，对侧上臂可以极大减轻胸部压力（图3-91）。

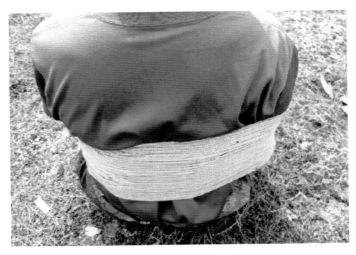

图3-91　健侧上臂支撑包扎方法

六、胸部刺入物处置方法

　　当发现胸部有刺入物体时，千万不要盲目拔出，处置流程如下。

1. 刺入物两边放置厚纱布垫，或者绷带卷，或者折叠好的三角巾，或者干净的毛巾，高度 3~5 cm（图 3-92）。

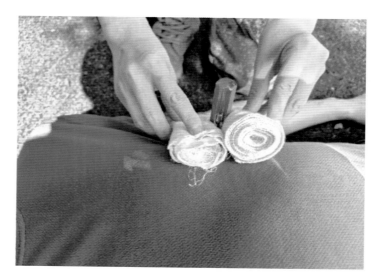

图 3-92　刺入物两边放置固定物

2. 然后用绷带或者三角巾包扎固定刺入物两边的敷料，固定刺入物（图 3-93）。

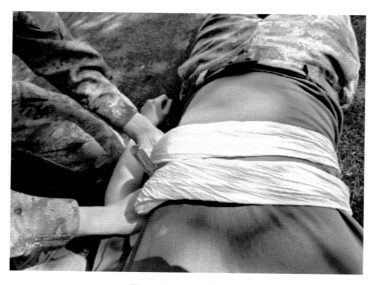

图 3-93　固定刺入物

第四节　休克管理

　　休克听起来是一个深奥的医学专业名词,部分读者会立马放弃该章节。请耐心阅读下去,因为休克是大出血的常见并发症,休克是杀手,休克是导致死亡的重要原因。对于普通官兵,一些简单的处理就可以防治休克。在战术区域救治阶段,当完成止血、气道和呼吸管理后,下一个重点是血液循环(防治休克)。前文已经阐明如何识别休克,在排除休克之前,任何战伤一开始都要按休克处理。

一、优先处理

◎ 步骤

　　1. 控制出血,之前已经控制的出血可能会再次出血。

　　2. 检查气道、呼吸,打开气道保持呼吸道通畅。意识丧失,呼吸频率低于 8 次,插入鼻咽通气管。

　　3. 如果有胸部外伤,按本章第三节处理。

　　4. 固定任何骨折,骨折是休克的重要病因或诱因。骨折固定见第四章相关内容。

二、保暖身体、抬高下肢

◎ 步骤

　　1. 安慰、鼓励伤员,使伤员平静。

　　2. 预防低体温,即使在炎热的夏季,也要用保温毯包裹伤员(图 3-94)。低体温是休克的重要诱因。如果没有保温毯,伤员身下铺上垫子、毯子或衣物,以隔绝湿冷的地面。

　　3. 意识清楚的中暑伤员或者烧伤伤员,可以给予糖盐水口服或者口服补液盐溶液,口服糖盐水相当于输液。

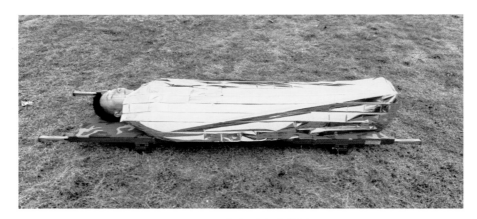

图 3-94　保温毯包裹伤员

4. 伤员下肢抬高 20 cm 左右,这样做是为了减少下肢供血,增加大脑、心脏等重要脏器供血(图 3-95)。

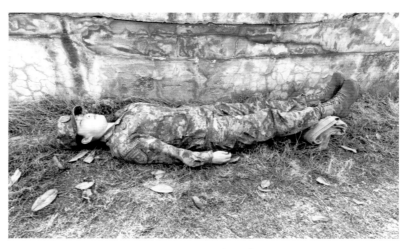

图 3-95　抬高下肢

5. 如果伤员已昏迷,给予昏迷体位(图 3-96)。

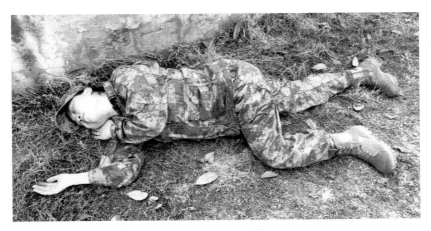

图 3-96　摆放昏迷体位

三、补液、输血治疗

失血性休克是战时导致死亡的主要原因,及时补液和输血是纠正休克、挽救生命的重要措施。

1.建立静脉通路:目前美军要求所有特种兵在奔赴战场前必须掌握静脉穿刺技术。CCTV-9 曾在 2015 年 7 月 4 日 22 点播出《战斗力》,详细介绍了美特种兵接受静脉穿刺培训的纪录片。节目中有以下字幕:"对于所有军人来说,学习如何进行静脉注射有着十分重要的意义,因为军医不可能寸步不离地跟着他们……要是他们在这儿出错,也就是让人疼一下,可要是他们在海外战场出错,就会要人命……"(图 3-97)

2.建立静脉通路的指征:①失血性休克;②有休克潜在高危因素(如躯干受枪伤)的伤员;③需要服药,但伤者无法吞咽,正呕吐或意识下降。

3.输液的选择

(1)首选全血:若无,则(2)。

(2)输注 1∶1∶1 的血浆、红细胞、血小板,也就是一份血浆、一份红细胞、一份血小板,若无,则(3)。

(3)输注 1∶1 的血浆和红细胞,若无,则(4)。

(4)单独的血浆或红细胞,若无,则(5)。

（5）人造血浆，若无，则（6）。

（6）羟乙基淀粉溶液，若无，则（7）。

（7）平衡液或生理盐水。

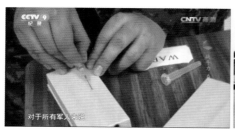
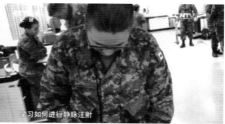
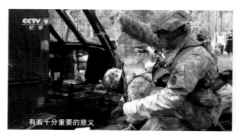
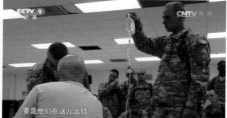
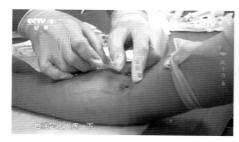
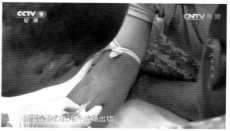
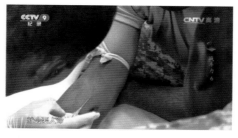

图 3-97　静脉穿刺练习图集

※ **注意**

● 不是所有伤员都要建立静脉通路。

● 不要把建立静脉通路用在轻伤伤员身上,因为它浪费了物资,也花费了太多的时间,而且会分散你对其他更需要救护或战术考虑的注意力。

● 不要在严重伤口的远端建立静脉通路。

四、止血药物

氨甲环酸(TXA)是被证明战场上最有效的止血药物,有助于减少止血带和止血敷料无法处理的内出血部位的失血。

止血带和止血敷料对内出血无效,TXA 有效!

在伤后 1 h 内给予 TXA 的生存获益最大。伤后尽快给予! 但如果超过 3 h,不要用 TXA。如果在 3 h 后使用 TXA,存活率会降低。

用法用量:在 100 mL 生理盐水或平衡液加 2 g TXA,静脉滴注 10 min 以上;或者 2 g TXA 静脉注射。

❋ **警告**

⚠ 如果有腿部骨折或脊柱损伤,不要抬高下肢。如果伤员已安放到担架上,可稍稍倾斜担架,保持头低位。

⚠ 如果有头部损伤,不能抬高下肢,因为可加重脑组织淤血、水肿,此时要取半卧位,头部抬高。

⚠ 禁止进食或饮水,除非以下条件都能满足:伤员自己可以手持杯子喝水;撤离路程在 6 h 以上;没有腹部伤;神志没有明显变化。进食或饮水容易导致呛咳。

第四章　战术战伤救治重要技术

第一节　低体温防治

寒冷和潮湿天气如何影响军事行动的报道数不胜数。莫斯科保卫战中，德军冻死 8 万人，另有 15 万人冻伤，坦克也因缺乏防冻液导致无法开动，此时德军士气已经降至冰点，面对苏联红军凶猛反扑根本无力抵抗，"闪电战"到此为止。在抗美援朝战争中，长津湖战役堪称比较残酷的一场战役之一。1950 年冬，中美两支王牌部队在此展开了激烈厮杀，其惨烈程度史上罕见，被称为"中美两国都不愿提及的血战"。亲历过那场战役的迟浩田将军曾说过："长津湖战役已经过去 60 多年了，却至今让我刻骨铭心。"据战后统计，志愿军战斗伤亡 19 202 人，冻伤（失去战斗力）28 954 人，冻死 4 000 余人，冻伤和冻死减员远远超过战斗减员。自此，寒区低温条件下的伤员救治引起卫勤人员的高度重视。美军后勤保障世界第一，但在阿富汗山地战中，冻伤亦对战斗力产生了巨大的影响，包括人员冻伤和医疗装备失灵，比如静脉注射液和其他药物冻结。

在寒冷环境下，伤员保温是关系到伤员能否生存的决定性因素。实际上，除了寒区环境，在正常环境下，即使在炎热的夏天，对于大出血伤员来说，伤员自身产热不足，也极易出现低体温。低体温重在预防，因为这种情况一旦出现，创伤伤员往往继发凝血功能障碍和代谢性酸中毒，而且很难逆转，预后凶险。因此，战创伤救治的预防理念中，早期的保温、复温尤为重要。美军的 TCCC 指南及我军的战术战伤救治规则均强调，在脱离火线救治阶段开始，实施有效的保温、复温。

现代战争作战模式不断转变，战创伤中伤员的低体温发生形式也逐渐增多。低体温的致死性及严重性逐渐受到重视,其与代谢性酸中毒、凝血障碍统称为"致死三联征"(图4-1),明显增加了战创伤中伤员的病死率,各种原因所导致的严重低体温的病死率为12%～80%。

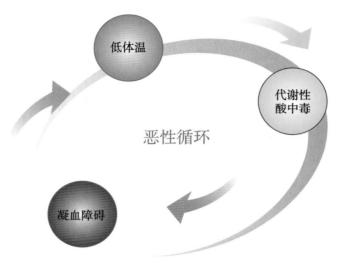

图4-1　致死三联征

　　严重战创伤伤员由于大量失血、暴露于寒冷环境或维持正常体温能力下降(休克)等原因常伴有低体温的发生。国外研究报道,低体温是战术战伤救治中病死率的独立危险因素。在一项纳入2 848例患者的研究中,18%为低体温患者,如体温低于32 ℃,病死率可达21%。如果再加上伤员受到的枪弹伤、冲击伤等导致的失血,伤员此时的病死率可达100%。因此,在战创伤救治的预防理念中,早期的保温、复温尤为重要。

　　2021年5月22日,甘肃白银山地马拉松比赛,途中突然遭遇大风、降水、降温,共21名运动员冻死,遇难者中许多是我国赫赫有名的顶尖跑者。

　　一、基本概念

　　1.低体温:体温通常指人体内部(核心)的温度,正常人体的体温是相对恒定的,在24 h内体温略有波动,早晨、剧烈运动、进餐后略偏高,一般波动范围不超过1 ℃。一般认为,人体正常体温范围为36.3～37.2 ℃。如果人体核心体温<35 ℃就可判断为低体温。

2.代谢性酸中毒：创伤多有失血，失血必然导致程度不同的缺氧，由于缺血或者缺氧，机体代谢出现障碍，导致体内酸性物质增多，引起代谢性酸中毒。酸中毒可以使休克恶化、加重缺血缺氧、导致电解质紊乱。

3.凝血功能障碍：机体有一套完美的凝血系统，其物质基础是血管壁、凝血因子、血小板。机体创伤时，血管壁损伤，血液丢失，凝血因子和血小板丢失，凝血功能出现障碍。凝血功能障碍可引起全身出血，包括皮肤黏膜出血和内脏出血。美军中东战争经验表明，即使体温略有下降，也会干扰凝血并增加流血致死的风险。

二、低体温诱发因素

1.各种战伤导致的失血，大出血患者即使在炎热的夏天也会出现低体温。

2.寒冷的天气，刺骨的寒风。

3.冰凉的海水，凉水可以带走人体大量体温，秋冬季节很容易出现低体温，但如果浸泡时间长，加上饥饿，夏天也能导致低体温。

4.特殊的战斗任务：①长时间接触地面。②长时间不走动，比如站岗或长距离开车。③站在水中，比如站在有水的避弹坑中。④寒冷的天气长时间外出执行任务。⑤没有足够的休息和食物。

5.不正确的着装：战士应该穿多层宽松的衣服，根据气温和活动量增减衣服。单薄的衣服容易导致低体温，过厚的衣服剧烈运动后必然大量出汗，寒冷天气中湿衣服更容易导致低体温。

6.身体状况：疲劳、士气低落、生病均可以促进低体温。

三、低体温身体信号

1.所有大出血伤员，均要预防低体温。

2.所有休克伤员，均要预防低体温。

3.用手触摸伤员皮肤，感觉皮肤发凉，有或者无冷汗。

4.伤员感觉寒冷，手指活动不协调，行走蹒跚（图4-2）。

5.伤员感觉寒冷，持续性寒战，发音异常。

6.伤员感觉寒冷，判断力和计算力下降。

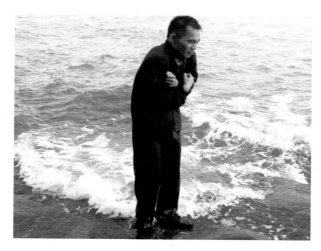

图 4-2　低体温身体信号

四、低体温防治措施

低体温预防能够减少热量损失带来的影响以及降低失控性出血造成的死亡风险。在受伤后应尽快开始预防低体温。否则,就有可能造成本来可以幸存的伤员流血致死。失血会导致低体温,所以必须通过被动或主动的措施来止血和预防低体温。目前 TCCC 指南指出,伤员的低体温救治应尽快实施,脱离火线到达掩体阶段开始实施必要的保温、复温措施。

再次强调:低体温预防比治疗容易得多,尽快开始低体温预防! 低体温预防不仅仅是为了使伤员保持温暖,更重要的是为了挽救他们的生命!

1. 最大限度减少伤员的体表暴露。如果可行,应对伤员使用防护装置。

2. 更换潮湿的衣服,尽快将伤员置于一个隔热表面上。

3. 从预防低温管理工具包中取出有加热功能的保温毯,给伤员裹上。

4. 如果无保温毯,可以使用外军认证的暴雪生存毛毯和睡袋。

5. 如果上面提到的器材都无法得到,可以使用羊毛毯、雨披内衬、睡袋或任何可以保持热量的东西保持体温,并保持伤员干燥。

6. 如果需要静脉注射液体,应首选温暖的液体,输液的温度可以加热到37.8 ℃以上,最好是 40~42 ℃。

7. 一定要保证伤员戴上帽子,围上围巾,因为人体大部分热量是通过头部和颈部散发的(图4-3)。

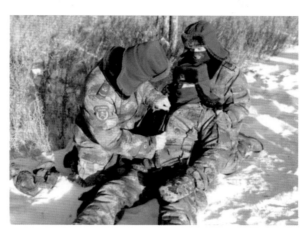

图4-3　头颈部保暖措施

8. 对于严重冻僵者,先用衣物、棉被或毛毯把他包裹起来,然后在外面再裹以不透气的雨衣、塑料布等物。如此可以最大限度避免热量进一步丢失(图4-4)。

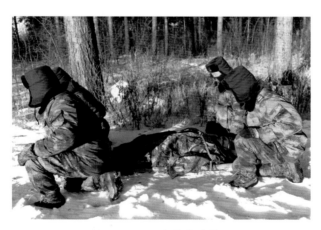

图4-4　不透气物包裹伤员

9. 热水袋或用一般瓶子装上热水后放在伤员的头、颈、胸、腋窝、腹股沟等处,一定要隔着衣服,避免烫伤。

10. 如果伤员神志清楚，可以口服温开水，最好加适量的蔗糖（图4-5）。

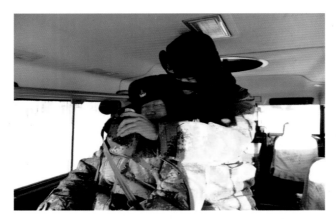

图4-5　神志清楚伤员补充加温糖水

在战术后送阶段，除战术救治阶段必要措施，还强调使用便携式加温输液泵，加温所有的静脉注射液体，包括血制品。如果战术后送中伤员与外界直接接触，要尽量使伤员避风。目前美军已在伤员转运过程中采用低体温防治套件进行保温。将绝缘加热包覆盖于伤者的头部、后背和腋窝，也可有效保持体温。

★ 技巧

● 如有可能，把一个正常人和伤员包裹在一起，如此，正常人就成了热源（图4-6）。

● 特殊条件下，正常人的尿液可以替代热水复温。

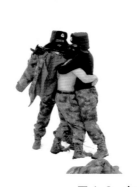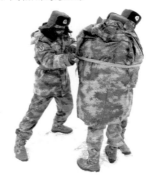

图4-6　包裹正常人和伤员在一起

※ 注意

国内目前能购买到的保温毯由于材质较薄,容易被划破(图4-7),甚至被大风吹破。甘肃白银马拉松事件中,运动员赛前强制性配备了保温毯,但由于材质问题多数破损。所以给伤员使用材质较薄的保温毯后,最好在保温毯外再加一层结实的保护层,比如雨衣、普通毯子(图4-8)。

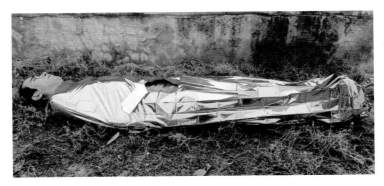

图4-7　破损保温毯

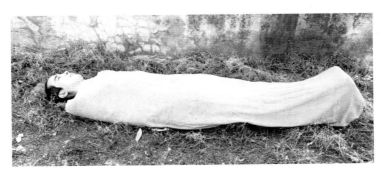

图4-8　保护保温毯

第二节　镇痛和预防感染

部队目前配发的单兵急救包和特种兵急救包中均配置镇痛抗菌药盒,内含镇痛药物吗啡片、美洛昔康片和抗生素左氧氟沙星片,用于镇痛和预防感染。随着我军卫勤保障能力的不断提高,我军单兵急救包中必将增加更先进的镇痛药物和抗生素。下文将会介绍一些目前国内常用的一些药品，比如芬太尼和氯胺酮。2022 年，中华医学会急诊创伤疼痛管理共识专家组出台《急诊创伤疼痛管理专家共识》（以下简称《共识》），《共识》中就推荐使用芬太尼和氯胺酮。

一、镇痛

据调查，在33%的战创伤伤员中，最主要的并发症就是疼痛。与外军相比，我军在战伤镇痛方面研究起步较晚。相对于战救六大技术（通气、止血、包扎、固定、搬运和基础生命支持）而言，战场疼痛管理一直被人们所忽视，无论在镇痛技术还是在管理体系上都存在较大差距。但不可置疑，战场疼痛得不到及时有效的处理不仅会影响战斗力，疼痛还会使伤员产生恐惧或躁动甚至创伤后应激障碍，严重疼痛还可诱发休克。美军投入大量人力和物力进行战伤镇痛新技术、新方法研发，并建立了针对不同战场环境和不同程度战伤疼痛的一整套战伤镇痛管理方法。美军 TCCC 指南将战场疼痛管理作为战场战术急救的重要内容，相关理念和技术值得我们借鉴和学习。

（一）战场镇痛的主要目的和要求

1. 减轻疼痛。
2. 保持持续战斗力。
3. 快速达到战伤最大化止痛效果。
4. 尽可能减少伤员因止痛药物应用带来的不利影响。

（二）战场阶梯镇痛方案

2022 年美军对 TCCC 指南的修改中，简化了以前的战场止痛建议。目前建议实现战场镇痛的 3 种治疗方案如下。

1. 轻度到中度疼痛 伤员仍能战斗，使用新型单兵急救包中的美洛昔康，1 片/d，口服。相对于美洛昔康、泰诺，在战场应避免使用阿司匹林、布洛芬等解热镇痛药物，这些药物会明显影响出血凝血，服用后通常会在体内影响凝血机制长达 7~10 d。因此，TCCC 指南告诫美军士兵，1 周内要进入任务区者禁止服用这些药物，除非你不想在中弹后让你的血小板继续正常工作！

2.中度到重度疼痛　当患者不存在休克或者呼吸窘迫,且不伴有发展为休克或呼吸窘迫的高危因素,比如大出血、严重胸部外伤,美军推荐"芬太尼透黏膜口含剂"。美军把芬太尼透黏膜口含剂制作成类似于棒棒糖的剂型,所以俗称"芬太尼棒棒糖"(图4-9)。具体使用方法和注意事项如下。

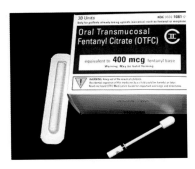

图4-9　外军急救背囊内的棒棒糖

(1)在脸颊和牙龈之间放置棒棒糖含片。

(2)不要咀嚼棒棒糖含片,让它在嘴中自然溶解。

(3)建议将棒棒糖含片用胶带缠在手指上作为辅助安全措施,当伤员出现嗜睡或昏迷不良反应时,手指会自然落下,阻止进一步药物吸收(图4-10)。

(4)必要时可以在对侧脸颊和牙龈之间放置另一支芬太尼棒棒糖。

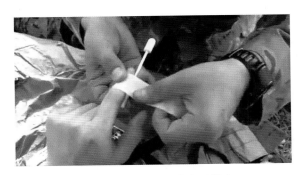

图4-10　棒棒糖固定在手指上

止痛棒棒糖比传统注射吗啡止痛的方式见效更快,使用起来也更便捷。使用时,将其塞在嘴里,其主要成分为止痛剂芬太尼。与向手臂或腿注射药物的传统方式相比,口腔毛细血管吸收药物的速度实际上更快,而且不必担心手臂与腿部注射引起的肌肉痉挛等不良反应。数据显示,口腔黏膜可快速吸收药物,15 min 内起效,作用持续 1 h。"棒棒糖"的一个明显好处是医护人员可以更精确地控制止痛剂的用量。如果患者在使用中突然休克或者发现需要限制剂量,只要把"糖"从他们嘴里拔出便可。而吗啡注射一旦完成,就没办法再取出。

目前我军新型单兵急救包中的吗啡片,一次一片,3 ~ 6 次/d。相信随着我军卫勤力量的发展,我军单兵急救包装备芬太尼棒棒糖根本不是问题。如同旋压式止血带,目前我军单兵急救包中普遍装备,质量和效果不亚于美军的旋压式止血带。

吗啡注射剂是国内外战场镇痛的主要选择,主要有静脉注射和肌内注射两种给药方式。其中静脉注射数分钟起效,30 min 后体内血药浓度达到高峰,作用持续 2 ~ 3 h;肌内注射起效稍慢,45 ~ 90 min 后体内血药浓度才达高峰,作用持续 3 ~ 4 h。

❋ **警告**

⚠ 芬太尼和吗啡能抑制呼吸、导致血压下降,所以禁止用于呼吸困难伤员和休克伤员。应用芬太尼或吗啡之前,一定要检查伤员的意识和呼吸。如果怀疑伤员呼吸困难或者休克,禁止使用。

3. 特殊人群的镇痛 伤员出现失血性休克或呼吸窘迫,或伴有发展为任一情形的高危因素,如大出血、胸腔穿透性损伤、呼吸道梗阻,均不能使用阿片类镇痛药物,包括芬太尼和吗啡。TCCC 指南推荐使用氯胺酮 50 mg 肌内注射或鼻喷给药。30 min 后可重复给药一次。

❋ **注意**

☆在给予芬太尼透黏膜口含剂、吗啡或氯胺酮后,伤员可能需要解除武装。

☆所有给予阿片类药物或氯胺酮的伤员注意监测气道、呼吸和循环。一旦呼吸和循环出现问题,立即后送。

二、预防感染

在第一章第六节中已经详细阐述了自然界、人体体表、呼吸道、消化道中数量惊人的细菌。正常情况下这些细菌和人体和平共处，但是，一旦机体遭遇创伤，皮肤黏膜的保护屏障丧失，加上免疫力的下降，这些平时与人体和平共处的细菌就成为致病菌。

在历史上，感染一直是战争创伤的重要并发症。在克里米亚战争中（1853—1856 年），弗洛伦斯·南丁格尔首次广泛采用战伤感染预防和控制技术，大大提高了战时伤员的救护水平。战场环境对创伤救护提出了独特的挑战，包括伤员在救治机构间的反复转移后送、战场医疗救治的严峻环境以及远距离医疗后送过程中出现的各种困难。感染是战斗伤亡的常见并发症，美军过去 30 年中东战争中以多重耐药菌（MDRO）的出现为主要特征。MDRO 主要是通过战场各级救护链中的救治机构内传播获得的。感染预防和控制实践必须能够有效地适应这些挑战，并通过实施早期和合理的外科创面管理来控制感染的预防和传播。

（一）标准预防

下面的标准预防措施适用于所有伤员，无论疑似或确诊的感染状况如何。在伤员救护期间，标准预防措施的应用取决于施救者与伤员之间的互动性质，以及预期的血液、体液或病原体暴露程度。这些措施包括但不限于以下内容。

1. 洗手：新型冠状病毒感染让我们明白了洗手的重要意义。处理创伤前，如果有条件一定要洗手。如果没有水，用酒精湿巾擦拭双手效果更好。

2. 手套：如果有条件，佩戴无菌手套。当预期会直接接触不完整的皮肤、黏膜、血液或体液时（如包扎、止血时），应佩戴手套，用于防止手受到污染。

3. 口罩：如果有条件，必须戴口罩。口罩可以避免口腔或鼻子携带的病原体的传染。

（二）抗生素应用

在完成镇痛治疗后，下一个重点是抗生素的使用。一般来说，所有开放性伤口都要尽快使用抗生素。

如果伤员能够口服,则尽早口服战伤药包中的左氧氟沙星。左氧氟沙星片是广谱抗生素,可以杀死大多数细菌,且没有不良反应。在处理完危及生命的情况后应尽快给予。延迟使用抗生素增加伤口感染的风险,超过 6 h 使用已经失去预防作用。对于因口腔颌面伤、昏迷、腹部穿透性创伤或休克等原因不能口服抗生素的伤员,建议尽早肌内注射头孢菌素类抗生素。

美军一机械化步兵部队在一次伊拉克战斗中使用 TCCC 指南推荐的抗生素预防感染,所有开放性伤口伤员都使用了抗生素,甚至是相对较小的碎片性伤口。结果没有一个伤员出现伤口感染。而在同一场战斗中,其他北约部队和伊拉克部队多名伤员继发感染,增加了伤后的死亡率。

(三)冲洗和包扎伤口

1. 冲洗伤口:战场上的伤口通常很脏,污染大量的细菌、真菌等致病性微生物。如果有清洁水源,简单的冲洗就可以极大降低感染的概率。我国战创伤专家王正国院士主编的权威著作《战伤救治手册》中强调:早期清创是预防开放性伤口感染最关键的措施。伤口冲洗是简单易行而又十分重要的措施! 冲洗和清创伤口越早越好,若能在 6 h 内完成,可使大部分伤口免于感染。

★ 技巧

● 如果有瓶装纯净水或者矿泉水,可以在瓶盖上钻一小洞,挤压塑料瓶,产生一定的水压,相当于脉冲灌洗,效果更好。当然把水装入保鲜袋中,剪开一个小口,也可以产生水压。

※ 注意

脉冲灌洗不适合严重污染的头部穿透伤、胸部穿透伤、眼伤和腹部穿透伤,因为这样会将碎片进一步推入伤口。

2. 包扎伤口:用无菌敷料或者干净的衣物包扎伤口可以预防伤口感染。具体包扎方法见第四章第七节。

第三节　烧伤急救

在 TCCC 指南中,烧伤处于"MARCH PAWS"序列中的"W"(伤口)。

请记住,现在处于战术区域救治阶段,因此,重点已经从火线救治阶段的止血措施转移到对之前所有干预措施的重新评估,以及预防、治疗其他损伤和并发症,如烧伤处理。

现代高科技战争,联合攻击弹药、汽油炸弹、激光制导、反装甲武器及高温高爆武器得到广泛应用,使伤亡种类日趋复杂。由于现代战争中作战人员大多依托装甲、舱室、掩体和地下工事战斗,作战环境相对密闭,烧伤和吸入性损伤增多,烧冲复合伤的比例也显著增加。第二次世界大战初期,烧伤占伤亡人数的 1.5%,越南战争中增至 4.6%,以色列中东战争中为 8.1%,马尔维纳斯群岛战争中为 14%,海湾战争中烧伤比例则高达 21.7%(表 4-1)。

表 4-1　历次战争中烧伤占伤员数的百分比

战争名称	百分比/%
第二次世界大战初期	1.5
越南战争(美军)	4.6
以色列中东战争	8.1
马尔维纳斯群岛战争	14
海湾战争	21.7

一、烧伤评估

烧伤程度不同,对全身的影响相差悬殊,对烧伤程度的评估是处理烧伤的基础。为了评估和处理烧伤,从烧伤区域周围剪开衣服,轻轻地把它拿开。如果衣服粘在烧伤处,剪掉粘在皮肤上衣服的边缘,让它留在原处。不要把它从烧伤处揭下来。医务人员在处理伤员时,会处理任何剩余的或附加的材料。

◉ 步骤

1. 检查烧伤：皮肤发红且有灼热痛，但没有水疱，往往属于Ⅰ度烧伤（图4-11）。

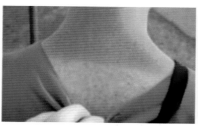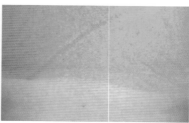

图4-11　Ⅰ度烧伤

2. 查看水疱，询问疼痛的程度。如果水疱存在，剧烈疼痛，那么可能为Ⅱ度烧伤（图4-12）。

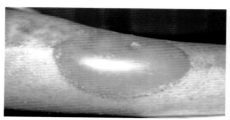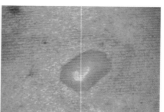

图4-12　Ⅱ度烧伤

3. 如果烧伤部位疼痛消失、感觉迟钝，创面苍白或焦黄呈碳化、干燥、皮革样，那么考虑为Ⅲ度烧伤（图4-13）。

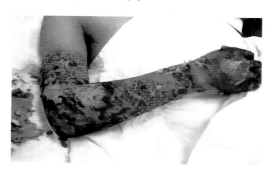

图4-13　Ⅲ度烧伤

4. 审视伤员的手掌:单个手掌面积接近体表总面积的1%。

5. 比较烧伤面积和手掌面积的大小,估计烧伤面积占体表总面积的百分比。烧伤面积达15%以上,尤其是Ⅱ度和Ⅲ度烧伤常常危及生命。

★ 技巧

● 判断烧伤处疼痛,尚可采用拔毛试验:即将烧伤部位的毛发拔除1~2根。Ⅰ度烧伤感觉疼痛,Ⅱ度烧伤感觉微痛,Ⅲ度烧伤感觉不痛且易拔除。

✳ 警告

⚠ 水疱有时发展比较慢,24 h 内才会出现。所以,没有水疱不见得就是Ⅰ度烧伤,疼痛对于烧伤程度的判断更加准确。

⚠ 某些部位的烧伤更加危险:面部、颈部、手、足、腋窝、腹股沟、外阴以及臀部。

二、烧伤急救

烧伤的急救与后送,对以后的治疗和影响很大,不可忽视。成批烧伤时,尤其重要。

(一)迅速脱离致伤源

1. 火焰烧伤:立即离开现场,脱掉着火的衣服,用水浇或跳入水中,用不易着火的覆盖物如大衣、毛毯等隔绝空气灭火或卧倒滚动灭火,力戒奔跑、叫喊,或用手扑打火焰,以免助火燃烧,引起头面、呼吸道和手的烧伤。凝固汽油烧伤,尤忌用手扑打,以免凝固汽油沾在手上,扩大烧伤范围,造成深度烧伤。

在火焰烧伤中,第一步是脱离燃烧源。这可能需要扑灭火焰或将伤员从燃烧源中移出,但要始终记住保护自己不被烧伤。

2. 化学烧伤:车辆、器械甚至某些武器中存在的不同类型化学物质,均可引起化学烧伤。一个典型的化学品就是白磷,它通常存在于坦克、迫击炮和炮弹中。为了防止化学品继续燃烧,应立即脱去玷污的衣服。如果可能,用大量的清洁水冲洗,至少半小时以上,要特别注意眼烧伤,应优先冲洗。如果无法冲洗烧伤伤口,将受烧伤部位浸入水中。如果无法浸没,用湿敷料覆盖烧伤创面,尤其是白磷烧伤,一定要用湿敷料覆盖。如果是干性化学物质烧伤,如生石灰等,应先去除石灰粉末,再用水冲洗,因为生石灰遇水会发生化学反应,产生热量,加重烧伤。

3. 电烧伤:应立即切断电闸,或用木棒、竹竿等不导电物品拨开电源,然后按火焰烧伤扑灭着火的衣服。如果患者呼吸心跳停止,应立即实施徒手心肺复苏。

(二)冷疗处理

1. 移去所有衣服、手表、首饰,因为它们储备有热量会加重烧伤(图4-14)。如果衣服烧焦,和皮肤肌肉粘连到一起时,不要盲目脱掉衣服。

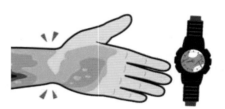

图4-14 **移除穿戴物**

2. 用冷水冲洗、浸泡或湿敷是烧伤早期最为有效而方便的手段,其优点:可迅速降温,减轻烧伤深度;减轻疼痛;方便;清洁创面。时至今日还有人错误地认为"烧伤时禁用冷水,否则冷水浇身会火毒攻心,凶多吉少",为此不知耽误多少伤员的现场救治。有条件时可立即用冷水冲洗或浸泡在冷水中0.5~1 h(图4-15)。

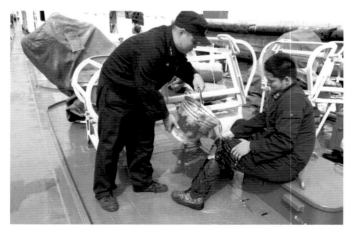

图4-15 **充分冲洗烧伤伤口**

（三）保护创面

1.烧伤现场,创面无须特殊处理。

2.尽可能保留水疱完整性,不要撕去腐皮,同时只要外裹一层敷料或清洁的被单、衣服等进行简单的包扎。如果是白磷烧伤要用湿敷料覆盖（图4-16）。

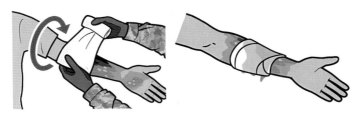

图4-16　包扎烧伤伤口

3.创面不要涂任何药物,也不要涂膏剂如牙膏等,以免影响对创面深度的判断和处理。

（四）保暖处理

对于大面积烧伤(如烧伤面积超过20%),应考虑防止低体温。烧伤伤员特别容易发生低体温。应特别强调隔绝湿冷环境以减少热损失的低体温预防方法。让伤员远离地面,尽快转移到隔热的地面上。用保温毯或者羊毛毯包裹烧伤伤员。

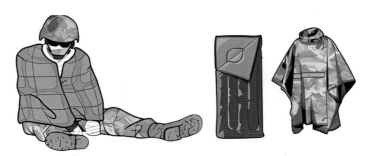

图4-17　预防低体温

（五）后送处理

1. 评估烧伤，大面积烧伤、Ⅱ度以上烧伤需要立即后送。

2. 途中随时检查伤员神志、气道和呼吸。必要时给予人工呼吸或心肺复苏。

3. 烧伤极易并发休克，所以要随时发现休克征象并及时予以处理。

4. 抬高烧伤处，高于心脏水平。

5. 如果伤员神志清楚，无休克征象，鼓励伤员尽可能多喝糖盐水。

6. 需要时可口服美洛昔康，或者塞来昔布，或者对乙酰氨基酚等消炎镇痛药，但尽量减少芬太尼或吗啡等麻醉性镇痛药物的应用。若伤员持续躁动不安要考虑是否有休克，切不可盲目使用芬太尼或吗啡。

7. 口服抗生素防治感染。

8. 后送途中若有条件，要输液。

✳ **警告**

⚠ 除了白磷烧伤，创面包扎物要干燥、透气，否则容易诱发感染。

⚠ 一次不要冷疗 10% 以上的体表总面积，也不要把冰块放到皮肤上，因为容易导致冻伤。

⚠ 不要试图去除已粘连到皮肤上的异物，如塑料或焦油。

⚠ 创面不要涂任何药物。

第四节　头部创伤急救

颅脑伤占全身各部战伤的 14%～17%。头部伤的阵亡率（30%～40%）、伤死率（6%～10%）和残废率（10% 左右）都很高，占各部位伤的首位。阵亡率是指现场死亡率，伤死率是指经过各级医院治疗后的死亡率，残废率是指幸存者中残废的比率。现场急救是否及时、得当，关系到伤员的存亡、功能状态，以及部队的战斗力。现场急救之前，必须正确评估伤员的头部伤。

一、正常头部结构

正常人头部自外向内依次是头发和头皮、颅骨（图 4-18）、脑组织（图 4-19）。颅骨坚硬，脑组织质地柔软、疏松，外力直接作用下极易出血、水肿、破伤。

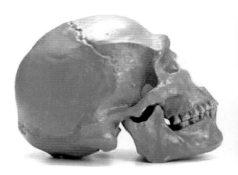

图 4-18　**颅骨**

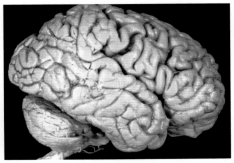

图 4-19　**脑组织**

二、颅脑损伤定义

颅脑损伤是指任何导致头皮、颅骨或大脑的外伤。损伤可以是轻微的头皮血肿，也可以是致命的脑组织伤。

颅脑伤可以是闭合性的也可以是开放性的。闭合性损伤时致伤物体没有穿过颅骨，也没有进入大脑，常见有头皮伤、颅骨骨折、脑震荡；开放性损伤有明显的伤口，脑组织常常显露，大脑损伤一般比较严重。

三、颅脑损伤评估

颅脑损伤产生的症状可以立即出现，也可以在随后的数小时内逐渐发展。有时，颅骨没有骨折，甚至头皮也完好无损，但大脑同样可以受到损伤，如脑震荡、脑出血。

（一）以下情况要考虑出现颅脑损伤的可能

1. 处在车辆爆炸、碰撞或翻车事件中（图 4-20）。

2. 在爆炸 50 m 范围内（内部或外部）。

3. 头部直接受到重击或失去知觉。

4. 暴露于多个爆炸事件。

5. 其他外力也可能导致头部损伤。

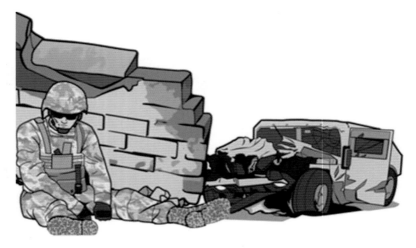

图 4-20　颅脑损伤场景

（二）以下症状常提示严重颅脑损伤

必须予以紧急的医学处理。

1. 颅骨骨折。

2. 意识丧失、思维混乱，或者嗜睡状态。

3. 呼吸缓慢、脉搏细速。

4. 严重头痛、恶心、呕吐；抽搐。

5. 鼻腔、口腔，或者耳朵内有液体流出，流出的液体可以是血液也可以是清水。

6. 烦躁、易怒，性格改变，行为失常。

7. 步态蹒跚、笨拙、动作不协调。

8. 言语不清、视力模糊，或者双眼视物成双。

9. 某一肢体或多个肢体活动障碍。

10. 脖子僵硬，难以弯曲。

11. 耳鸣，或者听力丧失，或者味觉丧失，或者嗅觉丧失。

✳ **警告**

⚠ 严重颅脑损伤出现意识不清现象常常合并脊髓损伤,必须严格按照脊髓损伤处理。

⚠ 严重颅脑损伤死亡率高,要予以立即的急救处理,然后立即后送。

⚠ 颅脑损伤通常在伤后 24 h 内恶化,轻度颅脑损伤可以逐渐发展为严重颅脑损伤,所以必须持续观察颅脑损伤伤员。

四、颅脑损伤急救

轻度颅脑损伤不需要特殊处理,只需要在伤后 24 h 内观察。严重颅脑损伤症状可能推迟出现。对于严重的颅脑损伤,及时、正确地按下面步骤处理,可以显著降低伤员的死亡率和残废率。

◉ **步骤**

1. 呼叫专业救护人员。

2. 考虑到脊髓损伤,如果不能排除脊髓损伤,按脊髓损伤处理:双手放于伤员颈部两侧,柔和施压,固定伤员头部,等待专业救护人员(图 4-21)。若必须转移,则按脊髓损伤搬运。

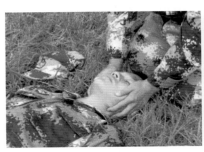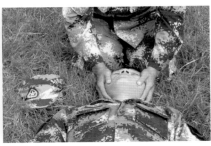

图 4-21　徒手固定颈椎

3. 检查伤员意识、气道、呼吸,并给予必要的急救。

4. 处理任何部位的出血。

5. 如果有颅骨骨折,不能直接按压出血部位,不要移除任何碎片,用无菌纱布覆盖,不能包扎。

6.如果颅骨没有骨折,包扎伤口。

7.如果伤员出现恶心、呕吐,固定伤员头部,同时搬动头部、颈部、躯干(头部、颈部和躯干呈一条直线,不能弯曲),使伤员侧卧。侧卧时伤口应朝上,背对地面(图4-22)。如果有颈托可以用颈托固定伤员头部,如果没有颈托,则可以用沙袋塑形成枕头,目的是伤员侧卧位时颈椎、胸椎和腰椎在同一个平面上。

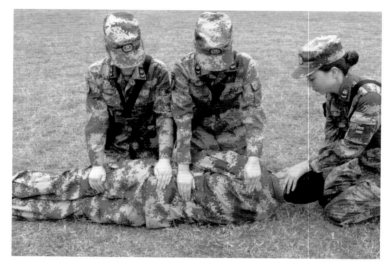

图 4-22 徒手摆放脊椎伤伤员侧卧位

※ **注意**

如果伤员出现呛咳、呕吐、口腔或鼻腔出血,一定要使伤员侧卧,伤口背对地面。侧卧位有利于呕吐物、血液顺利从口腔流出,避免阻塞呼吸道。

✳ **警告**

⚠ 如果伤口很深或者出血较多,不能冲洗伤口。

⚠ 不能拔出任何刺入头部的物体。

⚠ 不能转移伤员,除非绝对需要。

⚠ 如果伤员昏沉欲睡,不能摇动伤员。

⚠ 如果伤员头部损伤严重,不要去掉伤员头盔。

⚠ 任何程度的颅脑外伤都不能饮酒。

五、典型病例

2018 年 7 月 28 日,甘肃省庆阳市花池县一工地,工作人员康××被一根长约 3 m 的钢筋刺入颅内,颅内钢筋长度30 cm。最初患者神志清楚,口鼻出血约 100 mL。因钢筋太长,120 无法转运。119 赶到现场,武警消防用液压剪小心剪断颅外过长钢筋后,急救车转运到西安市某医院。入院前患者已经陷入昏迷。入院诊断:开放性颅脑损伤。入院后紧急给予开颅术,刺入颅内的钢筋被成功取出。整个手术历时 3 h,术后 3 周患者康复出院。出院时患者神志清楚,语言清晰,仅左上肢肌力轻微下降,余无任何神经系统后遗症。当时,包括中央电视台、人民日报等都给予了报道(图 4-23 ~ 图 4-25)。

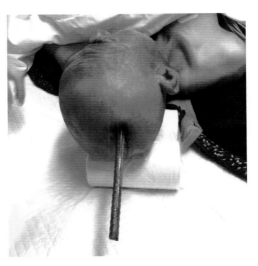

图 4-23　钢筋刺入位置外观

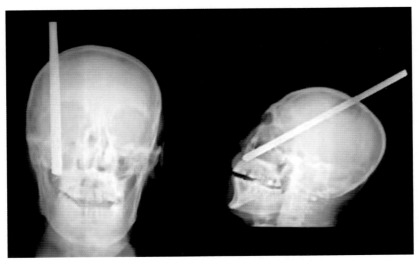

图 4-24　钢筋刺入位置 X 射线图示

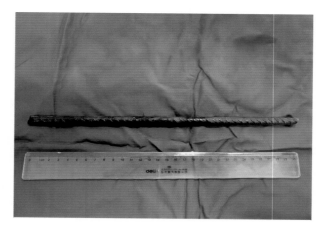

图 4-25　刺入钢筋的长度

该病例启示：①不要轻易放弃一个颅脑损伤伤员；②若非专业人员，禁止拔除颅脑任何刺入物。

第五节　眼部伤急救

眼部伤在 TCCC 指南中隶属于 MARCH PAWS 中的"H"（低体温/头部伤），是头部伤的一部分。现代战争眼战伤具有高发性、严重性的特点，严重影响战斗力。据统计，美军在第二次世界大战、越南战争、海湾战争中，眼伤占伤员总数分别为 2%、5%、13%，呈明显上升趋势。视力是我们重要的感觉之一，是战斗力的重要保障。眼伤如果不及早正确处理，对眼睛的损害将是不可逆的。

一、眼部穿透伤评估

出现以下体征时，应怀疑眼睛有穿透性损伤。

1. 眼睛周围、眼球内部或眼球出血（图 4-26）。

2. 弹片或碎片明显地穿透眼球或眼窝。

3. 眼球中有突出物体。

4. 眼球肿胀或裂伤。

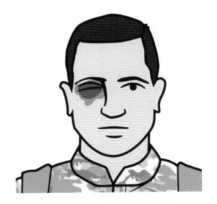

图 4-26 　眼睛穿透伤体征

5. 眼球从眼窝突出。

6. 视力下降和眼部肿胀。

7. 眼睛发生畸形或变形。

二、眼睛穿透伤急救流程

如果发现或怀疑有穿透性眼损伤,必须采取以下 3 个步骤。

1. 现场快速进行视力测试并记录结果:快速视力测试包括阅读、数手指、识别手部动作和感知光线的能力。

2. 用硬眼罩遮盖患眼,不要用压力敷料:压力敷料可能会导致永久性失明。除非两只眼睛都受伤,否则只在一只眼睛上戴硬眼罩。遮住双眼会使本来可以走动的伤员变成一名担架伤员。目前我军卫生员急救背囊中配备有硬眼罩(图 4-27)。如果没有眼罩,使用护目镜(或风镜)进行保护也是一个好方法(图 4-28)。

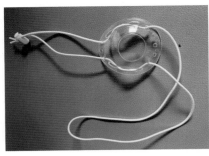
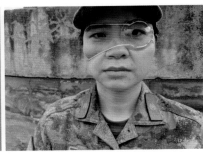

图 4-27 　我军配备的硬眼罩

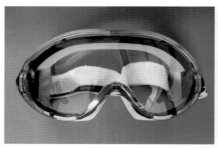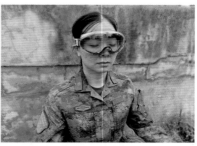

图4-28　护目镜应用

新型硬眼罩的使用方法如下。

（1）用眼罩而不是敷料来保护眼睛。硬眼罩可保护眼睛免受压力，避免可能造成进一步伤害或避免额外的眼损伤（图4-29）。压力可能会使眼内容物从眼球中流出。眼伤处理中并不需要使用压力敷料，否则可能导致永久性视力丧失。

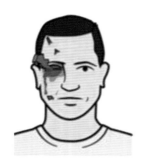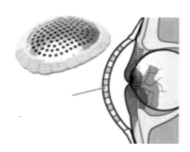

图4-29　硬眼罩保护伤眼

（2）硬眼罩使用方法：当怀疑是由弹片造成的穿透性眼损伤时，至关重要的是避免可能造成进一步伤害的操作。这可以通过在眼睛上放置硬护罩来实现。请勿对眼睛施加压力。用胶带在额头和脸颊上45°固定硬眼罩（图4-30）。我军配发的硬眼罩有固定硬眼罩的松紧绳，使用更加方便。

3.服用伤员战伤药包中的药品。其中一种药物是400 mg的左氧氟沙星片，用于预防眼部感染。穿透性眼损伤并不总是由子弹或弹片造成的。眼睛的割伤或裂伤也会导致同样的后果，导致内容物从眼球中流出。如果不及时治疗，细小的眼部损伤也可能感染并导致失明。

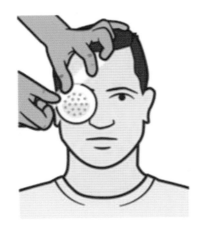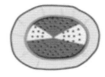

图 4-30　固定硬眼罩

三、穿刺物刺入眼睛时的急救流程

在硬眼罩上开一个洞,使其能够通过并固定在合适的位置。

如果在被刺穿的物体周围无法使用制式眼罩,那么使用临时制作的眼罩来避免对眼睛造成压力,步骤如下。

(1)刺入物两侧放置无菌纱布或者敷料,高度 3 ~ 5 cm(图 4-31)。

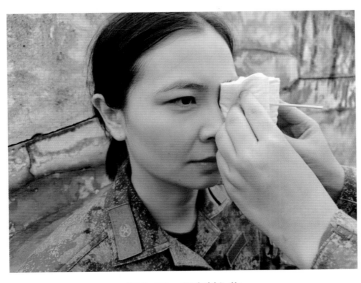

图 4-31　固定刺入物

（2）胶布固定刺入物两侧的纱布或辅料，或者用条状三角巾包扎固定敷料，条状三角巾上面需要开洞（图4-32）。

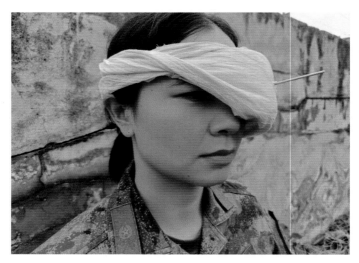

图4-32　包扎伤眼

※ **特别注意**

只有当确定或至少强烈怀疑双眼受伤时，才应在双眼上戴硬眼罩。当只有一只眼睛受伤时，不要将眼罩罩在未受伤的眼睛上来防止眼睛活动。没有证据表明活动会使伤眼的情况变得更糟。错误地在双眼上放置眼罩而导致的失明，会使本来可以走动的伤员变成一个担架伤员，并使伤员产生心理压力。

✳ **警告**

⚠ 眼睛刺破伤时不要用水或任何液体冲洗眼睛。

⚠ 任何异物刺入眼内，千万不要自己取，必须由专科医生处理。

⚠ 不要用力压迫眼睛或眼皮。

⚠ 当眼睛发生外伤时，最怕发生细菌感染，一只眼睛感染会引起另一只眼睛的感染，医生们把这叫作"同情失明"，有时一夜之间两眼会双双失明。所以要谨慎处理眼外伤。

⚠ 角膜伤、眼球穿孔伤,伤员无生命危险时,必须立即救治。

四、眼睛化学烧伤急救流程

任何时候化学物质溅入眼睛,都要采取以下措施。

1.立即用清水或任何可饮用水冲洗眼睛。把眼睛放在水龙头下面或端着水盆用流动水冲洗眼睛,冲洗时要睁开眼,保证上下眼睑内侧也得到了充分冲洗。如果两只眼睛同时受伤,冲洗水流要同时流过两眼,至少冲洗15 min。如果没有水龙头,用玻璃杯或其他容器盛水冲洗,当然也可对着大雨冲洗。

2.冲洗时要尽可能滚动眼球,这样做有助于冲洗干净。

3.如果伤员戴着隐形眼镜,一定要先冲洗,对着隐形眼镜冲洗,水流常常可以冲掉它。如果冲不掉,反复冲洗后把镜片摘掉。

4.冲洗后马上求助专业救护人员。

❋ 警告

⚠ 不要用眼药水冲洗,因为量太少。

⚠ 化学烧伤时不要包扎眼睛。

五、眼睛撞击伤急救流程

眼睛撞击伤处置步骤如下。

1.把冰冷的物体轻轻放在眼睛上,不要按压眼睛。冰块砸碎,塑料袋装好后绑到额头上,冰袋垂落下来,覆盖在受伤的眼睛上,用条状三角巾固定冰袋(图4-33)。

2.眼内疼痛、视力减弱、眼圈变黑,均可能是眼内伤的体征,应立即求助专业救护人员。

六、去除眼内异物急救流程

异物入眼,令人十分痛苦,如果处理不当,可能会擦伤眼球,也会造成感染。无论什么时间异物进入眼内,都要花一点时间把异物冲洗出来。

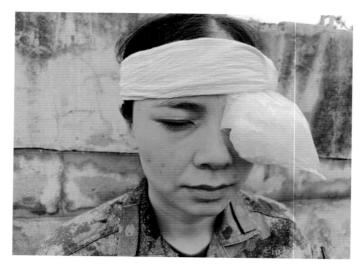

图 4-33　冰敷伤眼

◎ 步骤

1. 异物入眼后切忌用手揉擦眼睛,以免异物擦伤眼球,甚至使异物陷入组织内。应当冷静地闭上眼睛休息片刻,等眼泪因受到刺激而大量分泌,不断夺眶而出时再慢慢睁开眼睛眨几下。多数情况下,异物会随泪水冲洗出来。

2. 如果泪水未能冲洗出异物,现场只有你一人,准备一盆干净的水或者用双手捧满水,轻闭双眼,将面部浸入水中,双眼在水中眨几下,以使异物被冲洗出来(图 4-34)。

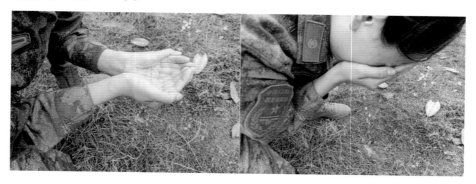

图 4-34　清水中反复眨眼

3.如果现场有战友,可让他帮你冲洗:平卧,头侧向一侧,有异物的眼睛在下面,翻开眼皮,用加压的水流冲洗(图4-35)。

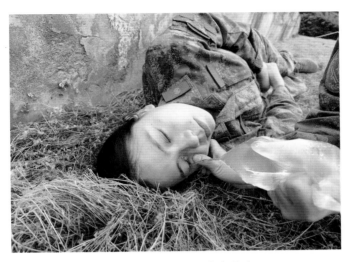

图4-35 清水加压冲洗眼睛

4.如果还没冲出,眼睛朝向明亮的光线,翻开眼皮,让战友查找异物。如果发现异物,对准异物用水加压冲洗。实在不行的话,就用棉签或干净的手帕蘸干净的水轻轻将异物擦掉。

5.闭上眼睛,休息5 min。

6.上述方法均无效时,则用纱布盖上眼睛予以包扎,选择合适时间去求助医生。

★ **技巧**

● 如果想清除眼内异物,就应多流一些眼泪,当眼泪流出时,往往能把异物冲洗出来,可尝试两种方案催生眼泪:①上眼皮往下拉,盖在下眼皮上;②反复打哈欠。

● 可以把水装入塑料袋内,塑料袋一侧底脚开一小口,挤压塑料袋,产生一定的压力,冲洗效果更好。

✳ **警告**

⚠ 尝试上述操作时,无论谁,都要洗净双手。

⚠ 无论什么情况下，都不要用手揉、擦眼睛。

⚠ 如果眼内有持续摩擦感，反复冲洗无效，一定要寻求帮助。

第六节　腹部伤急救

在 TCCC 指南中，腹部战创伤处于"MARCH PAWS"序列中的"W"（伤口）。腹部包括腹壁和腹内脏器。腹部伤首先要确诊是单纯腹壁创伤还是腹内脏器损伤。腹壁伤一般较轻，腹内脏器伤多较为严重创伤，往往伴随大出血，死亡率高，应优先处理。

一、腹部伤急救的重要意义

腹部伤是一种重伤，应优先处理。我国 1979 年的对越自卫反击战中，腹部伤占各部位伤总数的 5.2%，但占各部位战伤死亡总数的 15.3%。美军在伊拉克战场征战 8 年（2003—2011 年），特种部队侦察兵共出现 3 189 个身体部位伤，其中腹部受伤占受伤部位的 17%。美军伊拉克战争爆炸是腹部伤最常见的损伤机制，占伤亡的 70%，枪伤仅占 18%，其他损伤占 12%（表 4-2）。

表 4-2　历次战争中腹部伤占受伤部位的百分比

战争名称	百分比/%
苏德战争	1.9 ~ 5.0
第二次世界大战（美军）	6.86
抗美援朝（中国人民志愿军）	5.7 ~ 8.1
我国对越自卫反击战（1979 年）	5.2
伊拉克战争（2003—2011 年，美军特种部队侦察兵）	17.0

战场上，腹部伤伤员的死亡与下列因素相关：①受伤距早期救治的时间，救治越晚，死亡率越高；②有无内脏损伤；③有无全身合并伤，西南边境作战中，有合并伤占 68.4%，美军特种部队侦察兵平均每个士兵 4.6 个身体部位伤；④战场急救技术。由此，腹部伤必须受到高度重视。

二、腹部伤分类

战场上腹部创伤一般有 3 种情况,分别是:①单纯腹壁伤;②开放性损伤伴肠管溢出;③腹部有刺入物。3 种伤情通用急救措施如下。

1. 保持伤员安静,避免不必要的搬动。

2. 判断全身状况,首先处理身体任何部位的大出血;管理呼吸道,解除呼吸道梗阻;解除呼吸困难,腹部伤往往合并胸部创伤,胸部伤容易导致呼吸困难,比如张力性气胸;处理休克,然后再做腹部伤情处理。

3. 伤员仰卧位,两膝关节屈曲,以松弛腹壁张力,减轻痛苦,有助于预防和改善休克(图 4-36)。

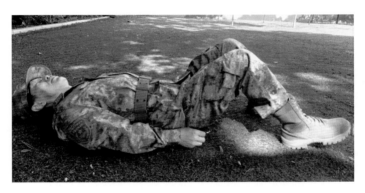

图 4-36　腹部伤体位

4. 采取保暖措施,预防低体温。

5. 伤口处置后尽早口服抗生素,防治感染。若无休克危险,可使用止痛剂。

6. 优先送至师救护所。

三、单纯腹壁伤急救流程

1. 轻微出血时用急救创伤绷带包扎(图 4-37)。

2. 出血量较多时用急救止血绷带包扎(图 4-38),压力适度,达到止血效果。

3. 如果没有急救创伤绷带或急救止血绷带,用无菌纱布或三角巾予以包扎(图 4-39)。

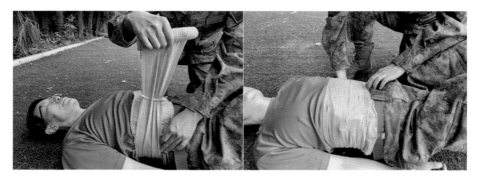

图 4-37　急救创伤绷带包扎

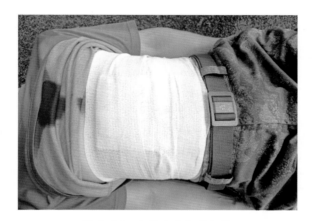

图 4-38　急救止血绷带包扎

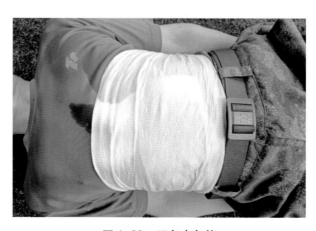

图 4-39　三角巾包扎

四、肠管溢出急救流程

当发现有肠管外露时,不要触摸或者尝试把溢出的腹腔内容物从伤口还纳!遵循以下步骤处置。

1.首先用打湿的无菌敷料充分包裹脱出肠管周围(图4-40)。用湿润的敷料包扎是为了保持肠管的湿度,肠管干燥会造成不可逆的坏死。

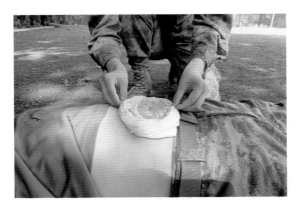

图4-40　无菌湿敷料包裹肠管四周

2.然后用打湿的无菌敷料覆盖肠管表面(图4-41)。

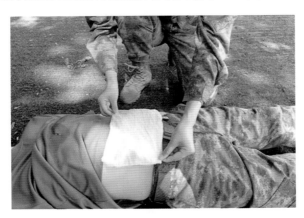

图4-41　无菌湿敷料覆盖肠管表面

3.取一个能将溢出肠管完全罩住的碗或者盆子,将包裹好的肠管完全扣住(图4-42)。

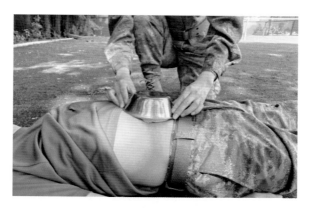

图 4-42　硬物保护肠管

4. 用绷带卷或三角巾把碗或者盆子固定在腹部。包扎压力适度，打结要在侧方，不能在伤口上方，用死结（图 4-43）。

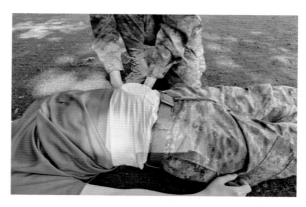

图 4-43　包扎肠管

五、腹部刺入物急救流程

当发现腹部有刺入物体时，千万不要盲目拔出，处置流程如下。

1. 刺入物两边放置厚纱布垫，或者绷带卷，或者折叠好的三角巾，或者干净的毛巾，高度 3～5 cm（图 4-44）。

2. 然后用绷带或者三角巾包扎固定刺入物两边的敷料，固定刺入物（图 4-45）。

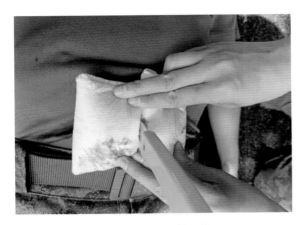

图 4-44　固定刺入物

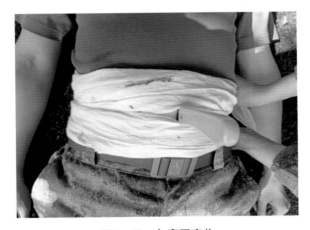

图 4-45　包裹固定物

3. 可以把三角巾开一个能穿过刺入物的洞,把步骤 2 的敷料进一步固定。

★ **技巧**

● 屈曲的双膝下面可垫上被子或衣物,以节省伤员体力。

✳ **警告**

⚠ 禁食、禁水,进食或饮水后果严重。

⚠ 对有内脏脱出者,不可送回腹腔。

⚠ 不能用裸手触摸脱出的肠管,要戴上乳胶手套。

⚠ 绝对不要拔除穿刺的异物。

⚠ 现代战伤多为复合伤,胸腹联合伤比较常见,处理腹部伤前,首先要检查和处理胸部损伤。

第七节 包 扎

伤口包扎在急救中应用范围较广,可起到保护创面、固定敷料、防止污染和止血、止痛作用,有利于伤口早期愈合。包扎应做到动作轻巧,不要碰撞伤口,以免增加出血量和疼痛。接触伤口面的敷料尽可能保持无菌,以免增加伤口感染的机会;包扎要快且牢靠,松紧度要适宜,打结避开伤口和不宜压迫的部位。

眼部包扎和腹部包扎已经在眼部伤和腹部伤章节阐述,本章不再展开。

常用包扎材料包括急救创伤绷带、急救止血绷带、三角巾、带式三角巾(三角巾折叠成带状)、绷带。紧急情况下可以使用衣服、毛巾、手帕等。

一、头面部包扎

(一)头面部三角巾包扎

1. 三角巾帽式包扎:适用于头顶部外伤。

◎ 步骤

(1)先在伤口上覆盖无菌纱布(所有的伤口包扎前均先覆盖无菌纱布,以下不再重复)(图4-46)。

(2)把三角巾底边折叠两指宽后正中放在伤员眉间上部,顶角经头顶拉到枕部,底边经耳上向后拉紧压住顶角(图4-47)。

(3)抓住两个底角在枕部交叉反回到额部中央打结。然后整理底角,折叠于底边内(图4-48)。

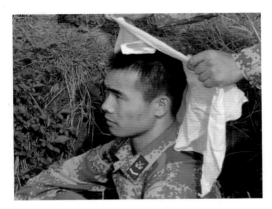

图 4-46　无菌纱布覆盖伤口

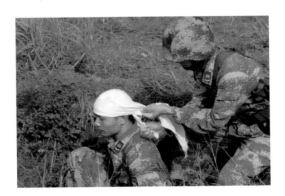

图 4-47　三角巾包裹头部

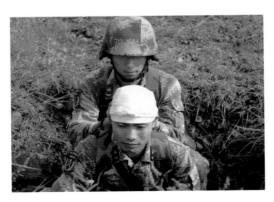

图 4-48　三角巾打结固定

（4）再次检查额部打结的松紧度（图4-49）。

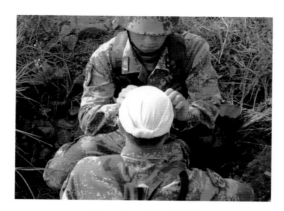

图4-49　调整松紧度

2. 面部包扎：适用于面部伤。

◎ 步骤

（1）三角巾顶角打死结。

（2）顶角打结处兜住下巴，抓住三角巾两个底角在枕部交叉返回到额部中央打结。注意底角枕部交叉时要压住底边（图4-50）。

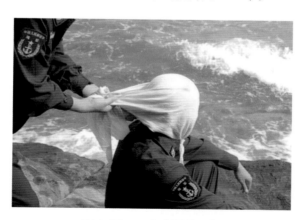

图4-50　三角巾覆盖面部

（3）双眼、鼻孔和嘴巴处用剪刀或刀子开口。再次调整额部打结的松紧度（图4-51）。

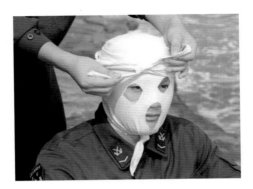

图 4-51　开放眼睛、鼻子和嘴巴

3.头部三角巾十字包扎:适用于下颌、耳部、前额、颞面部等小范围伤口。

◎ 步骤

(1)查看伤口大小,选择合适大小的无菌敷料(图 4-52),随着我军救治条件的发展,单兵作战背囊配备具有粘贴功能的无菌敷料(如同放大的创可贴)将是必然。

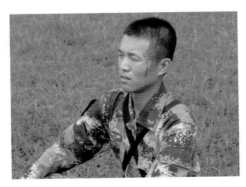

图 4-52　评估面部创伤

(2)无菌敷料覆盖伤口(图 4-53)。

(3)将三角巾折叠成合适宽度的带状,放于颞面部敷料处,两手持带巾两底角分别经耳部向上提,然后长的一端绕头顶与短的一端在颞部交叉成十字(图 4-54)。

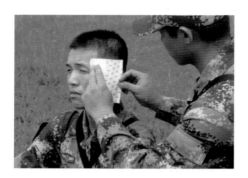

图4-53　无菌敷料覆盖伤口

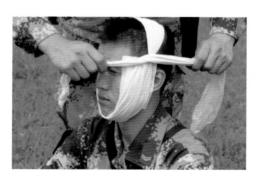

图4-54　带状三角巾十字交叉

（4）两端水平环绕头部，经额、颞、耳上、枕部与另一端打结固定。打结应在伤口对侧，也就是健侧（图4-55）。

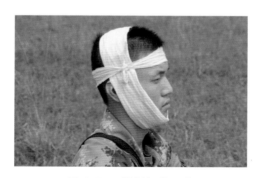

图4-55　健侧打结固定

（二）头面部急救创伤绷带包扎

急救创伤绷带也称多功能急救包扎包，由头端套环、加压环、固定钩、敷料垫、弹力绷带等构成。应用于头、躯干、四肢等部位伤口包扎。具有适体性好、操作简便等优点。自救时可单手完成包扎。急救创伤绷带分大、中、小3个型号。

⊙ 步骤

（1）敷料覆盖于伤处。

（2）绷带经下颌环绕头部一圈，卡入加压环后反折。

（3）拉紧绷带继续缠绕一圈后，经眉骨上横向缠绕。

（4）固定钩固定，见图4-56。

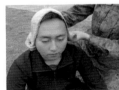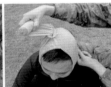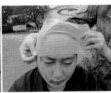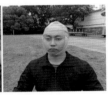

图4-56 急救创伤绷带包扎头部

二、肩部包扎

（一）单肩包扎

单肩包扎适用于一侧肩部外伤，可以用三角巾包扎也可以用急救创伤绷带包扎，以下是急救创伤绷带包扎法。

⊙ 步骤

（1）敷料覆盖于伤处。

（2）绷带经腋下环绕肩部一周，卡入加压环后反折。注意头端套环端放置背后，此举目的是该包扎方法可以避免弹力绷带缠绕前胸，影响呼吸。

（3）拉紧绷带继续缠绕一周，途经背部→对侧腋下→"8"字绕行到背部→伤侧肩部继续环绕。

（4）固定钩固定（图4-57）。

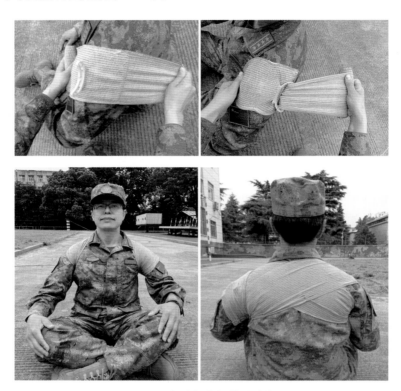

图4-57　急救创伤绷带单肩包扎

★ 技巧

● 肩部急救创伤绷带包扎方法同样适用于臀部和腹股沟包扎。第三章止血部分股动脉破裂出血用的是急救止血绷带，包扎方法完全一样。

（二）双肩包扎

双肩包扎适用于双侧肩部外伤，可以用三角巾包扎，也可以用急救创伤绷带包扎，以下是三角巾包扎法。

◎ 步骤

（1）将三角巾折叠成燕尾式，夹角约120°（图4-58）。

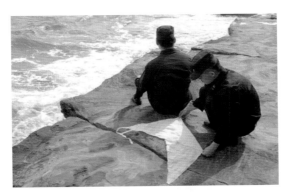

图 4-58 三角巾折叠成燕尾式

（2）三角巾夹角朝上，对准颈背部正中（图4-59）。

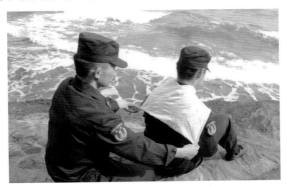

图 4-59 背部放置燕尾三角巾

（3）双侧腋下分别打结（图4-60）。

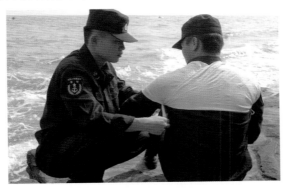

图 4-60 腋下三角巾打结

三、胸部包扎

（一）单侧胸部包扎

◉ 步骤

（1）将三角巾展开，三角巾的底边位于伤部下侧（图4-61）。

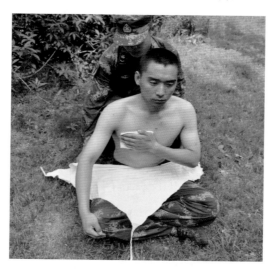

图4-61　铺放三角巾

（2）将底边两端平行绕至背后打结（图4-62）。

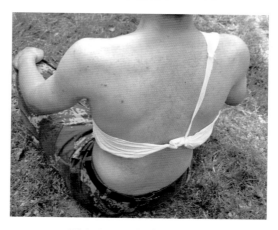

图4-62　三角巾背后打结

（3）将三角巾顶角放于伤侧的肩上,系带穿过三角底边与其固定打结,最后整理三角巾(图4-63)。

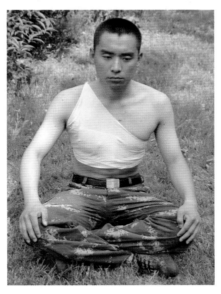

图4-63　整理三角巾

（二）双侧胸部包扎

◉ 步骤

（1）将三角巾折叠成燕尾式,夹角约100°,三角巾夹角朝上,对准颈部正中(图4-64)。

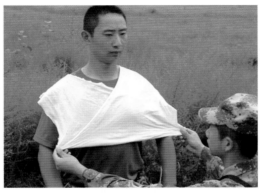

图4-64　胸部放置燕尾三角巾

145

（2）双侧腋下分别打结（图4-65）。

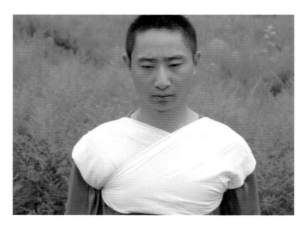

图4-65　双侧腋下分别打结

（三）侧胸部包扎

侧胸部包扎可以采用三角巾包扎，也可以采用急救创伤绷带包扎，以下为急救创伤绷带包扎。胸部包扎应选择大号急救创伤绷带。

◉ 步骤

（1）敷料覆盖于伤处。

（2）将绷带缠绕伤口一周，卡入加压环后反折，拉紧绷带继续缠绕数圈。缠绕最佳力度：既不影响呼吸又能够达到止血目的（图4-66）。

（3）固定钩固定。

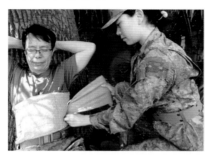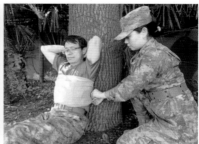

图4-66　急救创伤绷带包扎侧胸部

★ **技巧**

● 无论是单侧胸部、双侧胸部、侧胸部或是背部，均可采用急救创伤绷带或者急救止血绷带环绕胸部包扎，绷带压力应适中，不能限制呼吸。

※ **注意**

胸部外伤应尽可能脱去伤员外衣，以便彻底查看胸部伤情。

四、腋窝和背部包扎

(一)腋窝"8"字包扎

腋窝血管丰富，腋窝创伤往往合并出血甚至是大出血。包扎前首先要给予止血。可以选用急救创伤绷带或者急救止血绷带或者三角巾（折叠成带状）或者弹力绷带卷，等等。以下是采用急救创伤绷带包扎，方法和步骤如下（图4-67）。

(1)充分暴露腋窝，止血敷料填塞伤口，填塞的敷料要高于皮肤 3 ~ 5 cm，按压 3 min 以上。

(2)急救创伤绷带的敷料覆盖于伤口，头端套环端朝向背部，绷带上提环绕肩部一周，卡入加压环后反折。

(3)拉紧绷带继续缠绕一周，途经背部→对侧腋下→"8"字绕行到背部→伤侧肩部继续环绕。

(4)固定钩固定。

(二)背部包扎

方法和单肩、双肩包扎相似，可以根据伤口位置，调整燕尾底边高度。

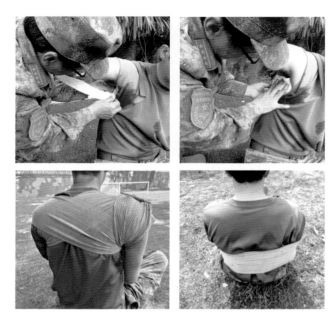

图 4-67　腋窝八字加压包扎

五、上肢和下肢包扎

上肢和下肢包扎适用于上、下肢除关节部位以外的外伤,上肢、下肢包扎方法相同,可以选用三角巾包扎或者急救创伤绷带包扎。如果有轻度到中度的出血,可以用急救止血绷带包扎。下肢的包扎均可以自救,上肢的包扎大部分伤口也可以自救。

(一)三角巾包扎

◉ 步骤

(1)三角巾折叠成 4 指宽,中央覆盖在伤口敷料上方(图 4-68)。
(2)手持一端螺旋式向上缠绕,另一端螺旋式向下缠绕(图 4-69)。
(3)两端打死结(图 4-70)。

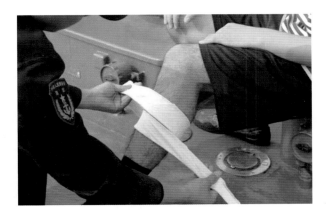

图 4-68　带状三角巾覆盖伤口

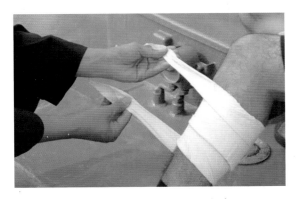

图 4-69　上下缠绕带状三角巾

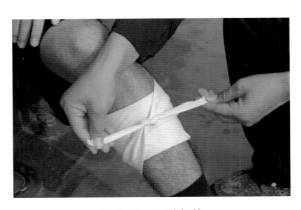

图 4-70　两端打结

（二）急救止血绷带包扎

◎ 步骤

（1）止血敷料覆盖伤口。

（2）自粘弹性绷带从肢体远端绕向近端，每缠一圈盖住前圈的 1/3 呈螺旋状。

（3）固定钩固定，见图 4-71。

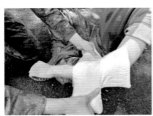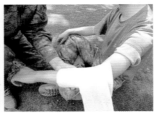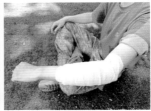

图 4-71　急救止血绷带包扎上肢伤口

六、关节包扎

（一）肘关节三角巾包扎

◎ 步骤

（1）三角巾折叠成适当宽度，弯曲肘部，三角巾中央放置于肘部伤处，拉起两端（图 4-72）。

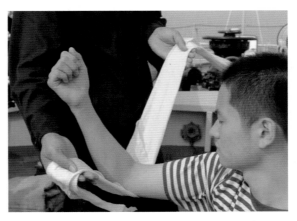

图 4-72　三角巾中央放置于肘部伤处

（2）两端围绕肘部分别向上、向下缠绕，根据需要，缠绕 1～2 次。缠绕应覆盖原三角巾一部分（图 4-73）。

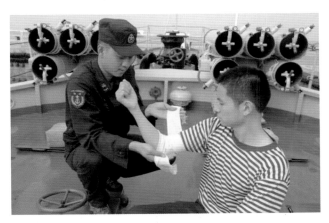

图 4-73　带状三角巾缠绕肘部

（3）两末端关节前打死结（图 4-74）。

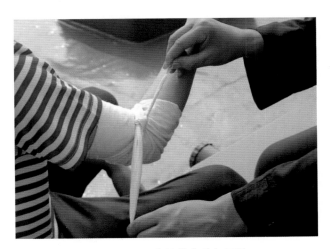

图 4-74　两末端关节前打死结

（二）膝关节三角巾包扎

膝关节三角巾包扎方法如同肘关节（图 4-75～图 4-77）。

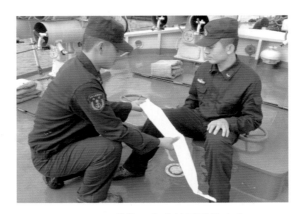

图 4-75　带状三角巾放置膝盖上方

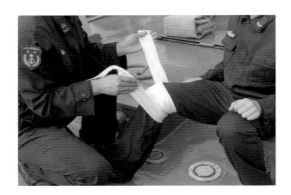

图 4-76　两端缠绕膝盖

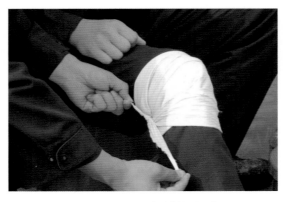

图 4-77　两端膝盖健侧打结

※ 注意

如果肘关节或膝关节存在骨折,则不能弯曲肘、膝关节,伸直状态下采用"8"字绷带包扎法。

(三)肘、膝关节"8"字绷带包扎

肘、膝关节"8"字绷带包扎适用于肘、膝关节及附近部位的外伤。

◎ 步骤

(1)首先绷带的一端在关节下方环绕两圈。

(2)然后斜向环绕经过肘、膝关节,绕关节上方肢体半圈(图4-78)。

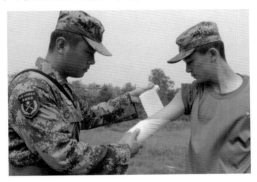

图4-78　斜向环绕经过肘关节

(3)最后再斜向经过关节返回原处。这些反复缠绕,每缠绕一圈覆盖前圈的1/3~1/2,直到完全覆盖伤口(图4-79)。

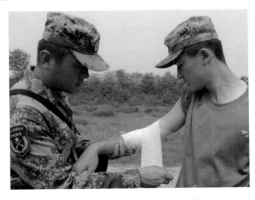

图4-79　反向缠绕肘关节

★ 技巧

● 8 字绷带包扎方法适用腕关节、踝关节,也可用于肘关节、手和脚的包扎。

七、臀部和会阴部包扎

(一)臀部包扎

◎ 步骤

(1)将三角巾折叠成燕尾式,夹角约 60°,大片压小片(图 4-80)。

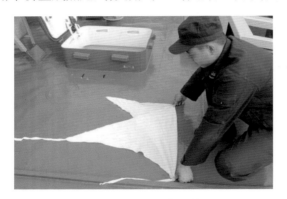

图 4-80　折叠三角巾成燕尾式

(2)将大片放在臀部,三角巾夹角朝下,对准腿部正中(图 4-81)。

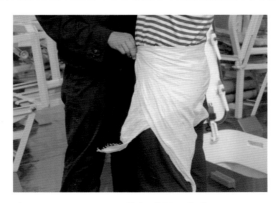

图 4-81　臀部放置三角巾

(3)燕尾三角巾底边围绕腰部打死结,两顶角拉伸后于大腿内侧打结(图4-82)。

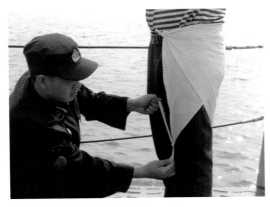

图4-82 两端打结

(二)会阴部包扎

◉ 步骤

(1)双手持三角巾两底角,将三角巾底边拉直放于肚脐上方,顶角置于会阴部(图4-83)。

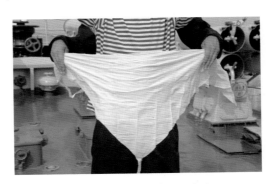

图4-83 会阴部放置三角巾

(2)然后两底角绕至伤员腰部打结,最后顶角系带穿过会阴与底边打结固定(图4-84)。

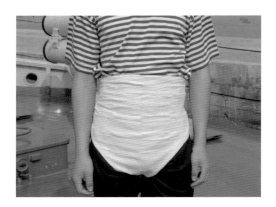

图 4-84　三角巾打结

八、手和足包扎

(一)手包扎

◉ 步骤

(1)敷料覆盖伤口,将带状三角巾的中段紧贴手掌(图4-85)。

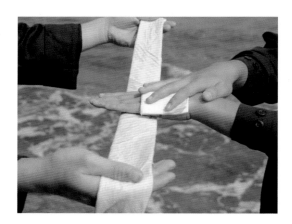

图 4-85　放置带状三角巾

（2）将带状三角巾在手背交叉（图4-86）。

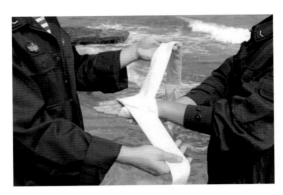

图4-86 交叉带状三角巾

（3）三角巾的两端绕至手腕交叉，最后在手腕绕一周打结固定（图4-87）。

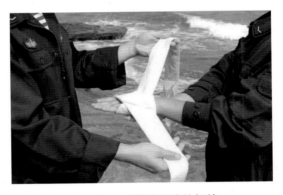

图4-87 两尾端手腕处打结

（二）足包扎

可用的方法有：①带状三角巾包扎；②"8"字绷带包扎；③三角巾整只脚包扎。带状三角巾包扎同手部包扎，足部"8"字绷带包扎同肘关节"8"字绷带包扎，下面介绍三角巾整只脚包扎。

◎ 步骤

（1）伤口处盖上无菌纱布，三角巾放置于伤员脚下，底边中央位于脚跟后，顶角位于脚趾前，顶角距脚趾间距离可以覆盖脚面（图4-88）。

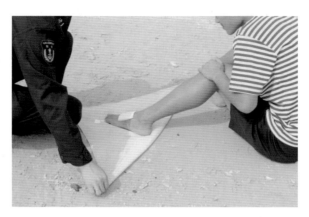

图 4-88　脚下放置三角巾

（2）折起顶角覆盖脚面，然后分别折叠三角巾两侧边，如同儿童时代折纸飞机（图4-89）。

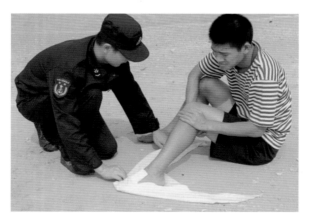

图 4-89　折叠三角巾两侧边

（3）折叠两侧边后，内侧拉向外侧，外侧拉向内侧（图4-90）。

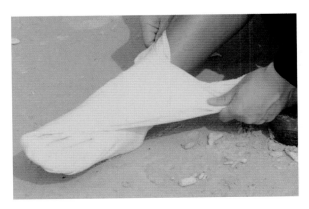

图4-90　反向拉紧三角巾两侧

（4）两侧交叉后环绕小腿一周打结（图4-91）。

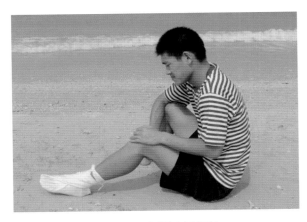

图4-91　两侧交叉打结

★ 技巧

● 三角巾整只脚包扎适用于整只手三角巾包扎。

※ 注意

● 伤口包扎方式非常多，平时应多练习。熟练掌握上述包扎方法后战场上可以根据实际需要灵活运用。

● 尽量用防水、抗菌绷带,如果普通绷带有被水打湿的危险,可以用塑料袋包裹已包扎好的绷带。

● 查看伤口包扎后远端肢体皮肤,颜色应粉红,感觉应温暖,若颜色发紫、变蓝,感觉冰凉,提示绷带过紧,应适当松绑。

● 询问伤员远端肢体是否有刺痛、麻木、肿胀感,活动是否灵活,若感觉或活动异常,应放松绷带。

● 每天要更换绷带和纱布,查看是否有感染(化脓)。

第八节　固　定

骨折是指身体任何部位骨骼的连续性中断。战场上,骨折非常常见,骨折不但疼痛剧烈,而且非常危险,甚至导致死亡。大部分骨折完全可以恢复,然而,骨折恢复的程度与骨折后的现场急救密切相关。骨折急救包括抢救生命、固定骨折部位。骨折固定的准则是固定骨折上方和下方的关节。

一、骨折种类

1.闭合性骨折:闭合性骨折是指骨折存在,但皮肤完整,皮肤和皮下组织可能受到损伤。关节错位是指关节不在正常位置。关节扭伤是指连接关节的软组织受到损伤。关节错位和关节扭伤都应按闭合性骨折处理。闭合性骨折往往看不到出血(图4-92)。

2.开放性骨折:开放性骨折是指骨头穿透皮肤。常见有两种情况:①断裂的骨骼由内向外穿透皮肤(图4-93);②子弹或弹片由外向内击碎骨骼(图4-94)。开放性骨折常伴有出血。

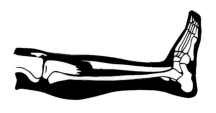

图4-92　闭合性骨折

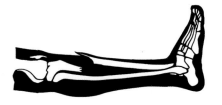

图4-93　开放性骨折

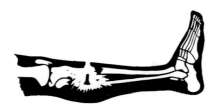

图 4-94　子弹穿透性骨折

二、骨折表现

在处理骨折前,首先对骨折做出评估,开放性骨折容易判断,对于闭合性骨折,需要运用以下技巧。

※ 查看要点

- 表面皮肤颜色改变,如青紫、红肿。
- 肢体畸形或较正常变短,和身体对侧同一部位不一致。
- 肢体异常活动。
- 末端肢体游离。
- 伤员对你的触摸过于敏感。
- 伤员移动肢体时感到剧烈、尖锐的疼痛。

✲ 警告

⚠ 不要为判断有无骨折而鼓励伤员移动受伤部位,原因很简单:不当移动可加重损害。如果不能确定有无骨折,按骨折处理。

⚠ 务必小心、谨慎、轻柔地触摸外伤处。骨折本身非常疼痛,粗心处理可加重疼痛。

⚠ 同时要检查远端肢体的感觉、温度以及运动。如果感觉迟钝、温度偏低、运动异常,均提示存在严重并发症的可能。

⚠ 注意打死结,伤员后送途中,活结可能会被伤员自己扯开,部分伤员合并意识错乱。活结也可能会被衣物扯开,后送途中情况复杂,战场环境有较大不确定性。所以,外军 TCCC 指南推荐打死结。

三、骨折固定的目的

1. 限制断裂的骨骼移动,避免锐利的骨骼边缘切断血管、神经、肌肉等组织。

2. 减轻疼痛。

3. 预防或控制休克。

4. 避免闭合性骨折转变为开放性骨折,从而避免伤口污染。

※ **牢记**

发现或怀疑骨折,一定要用夹板固定骨折。

四、骨折固定所用的材料

1. 夹板:可以是卷式夹板、木板、拐杖、树棍(树枝),也可以是卷起的报纸、书刊、杂志。

2. 衬垫:可以是医用棉垫,也可以是纱布、绷带、三角巾、衣服、书包、雨衣,甚至是树叶、蔬菜。棉垫的作用是减少肢体与夹板之间的摩擦。

3. 绷带:可以是医用绷带,也可以是腰带、子弹带、背包带、布条。

4. 三角巾:如果没有三角巾,衣服、毯子均可制作三角巾。

5. 颈托:固定颈椎的最理想材料。

★ **技巧**

● 如果没有任何材料用作夹板,就把胸廓作为固定上肢的夹板,把健侧下肢作为伤侧下肢的夹板。

※ **警告**

⚠ 铁丝、细绳由于太细不能作为绷带使用。

以下是卷式夹板和颈托的使用说明。

(1)卷式夹板:卷式夹板是由可塑形材料制成,表面覆有软性材料,可根据需要弯曲、裁剪成各种形状,用于全身各部位骨折的固定。夹板一定要塑形,不塑形的夹板如同一张纸,塑形后的夹板如同一块木板(图4-95)。

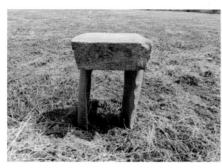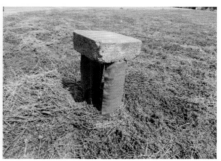

图 4-95 塑形后的卷式夹板

（2）颈托：目前的军医背囊和卫生员背囊中已经开始装备简易颈托。该颈托采用高分子材料，优点有符合人工力学、提供可靠的支撑、折叠后不占空间、重量不足 50 g（图 4-96、图 4-97）。颈托固定颈椎骨折是最理想的选择。

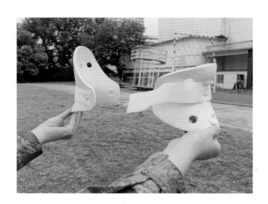

图 4-96 佩戴前颈托前部和后部

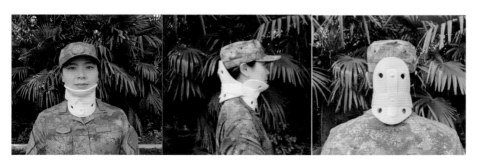

图 4-97 佩戴后的颈托

★ 技巧

● 拿出颈托,首先找到有支撑下巴颏的吻合槽,这一面是前半部分,安装时吻合槽衬托下巴颏。

● 拿出颈托的后半部分,看内表面,内表面镶嵌有4个塑料圆饼,一端一个圆饼,一端三个圆饼,一个圆饼的一端为上端,安装时紧贴头部的后脑勺。

五、骨折固定的程序

(一)准则

1. 骨折急救前,首先收集任何可以使用的材料:夹板、绷带、衬垫、三角巾或者是上述材料的替代物。

2. 保证夹板长度超过骨折部位上下关节。

3. 如果可能,尽量用4条以上绷带,骨折部位上下各两条。

4. 不能在身体上打结,要在夹板上打结。注意打死结,伤员后送途中,活结可能会被部分伤员存在意识错乱被扯开。

(二)程序

1. 全面评估伤员:现代战争,战伤往往是复合伤,美军特种部队侦察兵在伊拉克战争期间(2003—2011年),平均每个伤员有4.6个部位受伤。骨折急救前,首先应检查出血、气道、呼吸、循环、低体温。

✤ 警告

⚠ 除非现场有生命危险,例如炮火、洪水、爆炸,否则不要移动脊柱骨折伤员。错误移动可导致永久性瘫痪或死亡。

⚠ 核辐射环境、化学武器环境中,不要脱去伤员衣服,直接在骨折部位包扎固定。

2. 确定骨折部位:询问伤员受伤部位,询问他哪里疼痛、哪里皮肤感觉过于敏感,查看肢体是否畸形,查看有无骨头露出。

3.让伤员做好固定准备。

（1）安慰、鼓励伤员,告诉伤员正在急救,而且专业救助正在路上。

（2）松解任何过紧的衣服。

（3）去掉任何首饰,包括手表,放在伤员口袋内。原因很简单:如果不及时去掉,等骨折部位肿胀后就难以去掉,影响远端循环。

✳ **警告**

⚠ 除非存在脚部出血或其他需要,否则不要脱掉作战靴,高腰作战靴对踝关节有保护作用。

4.收集固定材料:标准的固定材料是制式卷式夹板、绷带、三角巾、棉垫。战场上,有时候需要开动脑筋,灵活处置,夹板的替代物品有床板、木棒、树枝等,绷带、三角巾的替代物品有衣服、毛毯、毛巾、蚊帐、雨衣、腰带等,棉垫的替代物品可以是衣服、毛巾,甚至是树叶、菜叶等。

5.检查骨折远端肢体血液循环

（1）查看远端皮肤颜色。颜色苍白、灰暗往往提示血液循环障碍。

（2）查看甲床再充盈时间。再充盈时间延长提示血液循环障碍。

（3）查看远端皮肤温度。皮肤冰凉提示血液循环障碍。

（4）询问伤员远端肢体是否感觉麻木、刺痛。

✳ **注意**

如果伤员远端肢体出现上述问题,则需要求助医务人员。及时的医学处理可以避免肢体坏死。

6.固定骨折

（1）原位固定。现场发现骨折处于什么位置就在什么位置固定。不要试图复位,不要拉伸肢体,除非训练过如何复位。如果是开放性骨折,应该先行止血和包扎。开放性骨折包扎应简单:无菌纱布覆盖整个创面即可。

✳ **警告**

⚠ 如果骨骼穿透皮肤,不要试图推回,用敷料包扎保护创面即可。

（2）骨折肢体健侧放置一个夹板，如果可能，夹板长度要超越骨折部位上下关节。

（3）固定夹板。用绷带固定夹板，动作要轻柔，打死结，在夹板上打结。

7.骨折固定后处理

（1）检查绷带松紧度。绷带松紧度要合适，过松夹板容易脱落，过紧则影响肢体血液循环。夹板固定后要再次检查远端肢体血液循环。

（2）抬高骨折肢体15~20 cm，预防肿胀。

（3）如果没有冻伤的危险，把冰块用毛巾包好后放在骨折处。

（4）如果无休克危险，给予镇痛药物。

（5）开放性骨折，如果3 h内不能后送到医院，给予抗生素预防感染。

8.寻找医学专业救助。骨折容易并发出血、休克等严重并发症，骨折固定后应寻找专业医学救助。

六、不同部位骨折的固定

（一）下颌骨骨折固定

下颌骨骨折固定的方法同头部十字包扎法（图4-98）。

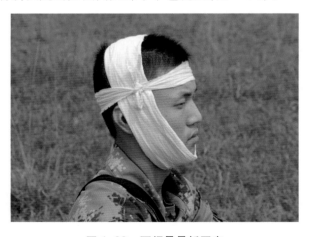

图4-98 下颌骨骨折固定

（二）颈部骨折固定

颈椎骨折，只要动一动就可致命。在颈椎椎骨中央有神经通过，这些神经像电缆一样能把大脑的命令传达全身。如果骨折切断或压迫椎管内神经,颈部以下就完全麻痹,有时会导致呼吸停止。所以颈部骨折必须固定。

1.徒手固定:双膝跪在伤员头部,面向脚部,双手展开,拇指放在两侧面颊部,示指、中指、无名指伸到颈部,小拇指耳垂下方(图4-99、图4-100)。

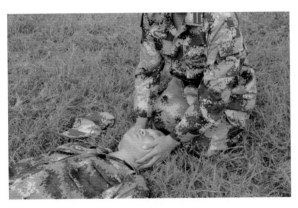

图4-99　徒手固定侧面观

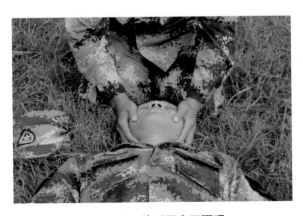

图4-100　徒手固定正面观

2.鞋子、衣服固定:鞋子或衣服放置于伤员头颈部两侧,带状三角巾环绕前额固定到担架上(图4-101)。

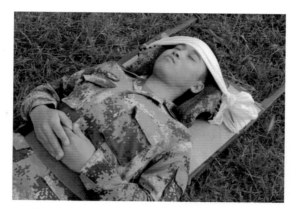

图 4-101　鞋子固定颈椎

3. 颈托固定颈椎见图 4-102。

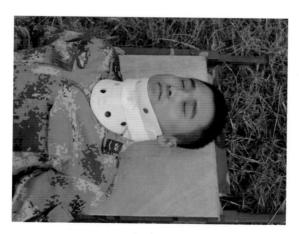

图 4-102　颈托固定颈椎

（三）锁骨骨折固定

◉ 步骤

1. 将两条指宽的带状三角巾分别环绕两个肩关节，于肩部打结（图 4-103）。

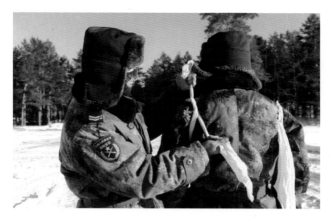

图4-103　　两条带状三角巾固定两肩

2.再分别将三角巾的底角拉紧,在两肩过度后张的情况下,在背部将底角拉紧打结(图4-104)。

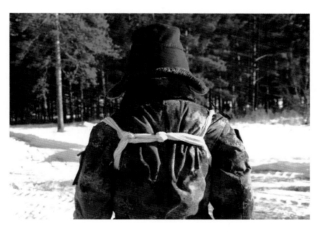

图4-104　　两条三角巾拉紧打结

※ 注意

锁骨骨折固定的关键是让两肩过度后张,最好是单薄穿衣,但穿衣厚薄影响不大,要综合考虑天气等因素。

（四）前臂骨折固定

◉ 步骤

1. 根据伤员前臂的长度，塑形卷式夹板。

2. 伤臂屈肘90°，夹板塑形后置于伤臂两侧，肘关节和腕关节处加衬垫。用两块带状三角巾或绷带把伤肢和夹板固定（图4-105）。

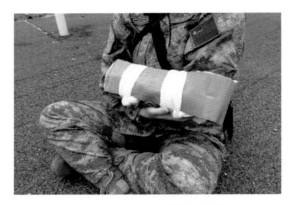

图4-105 卷式夹板固定前臂

3. 用一块燕尾三角巾悬吊伤肢。分两步，首先把三角巾折叠成燕尾式，底边中央放置在手下方，顶角放置在肘关节下方；然后两底角向上绕颈部于健侧打结（图4-106）。

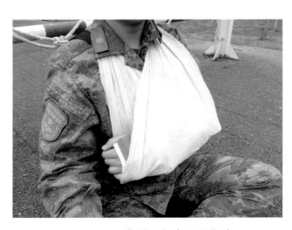

图4-106 燕尾三角巾悬吊伤肢

4.用一条带状三角巾分别经胸背于健侧腋下打结固定（图4-107）。

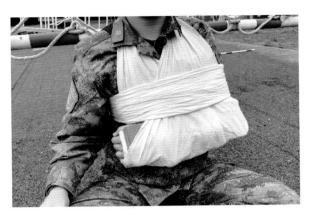

图4-107　带状三角巾固定健侧上臂

★ **技巧**

● 没有夹板、三角巾、绷带时，用腰带或其他替代物固定前臂（图4-108、图4-109）。

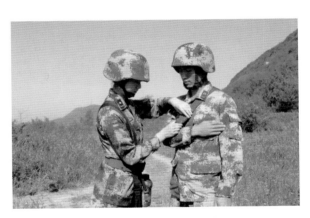

图4-108　外腰带固定肘部

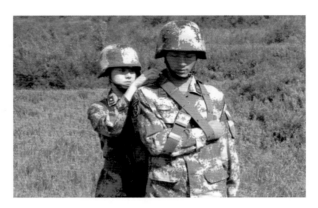

图 4-109　　外腰带固定腕部

（五）肘关节骨折固定

1. 当肘关节弯曲时。用绷带或两带状三角巾和一块夹板把关节固定（图 4-110）。

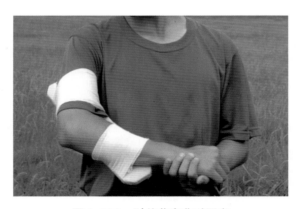

图 4-110　　肘关节弯曲时固定

2. 当肘关节伸直时将前臂、肘关节、上臂和夹板固定（图 4-111）。

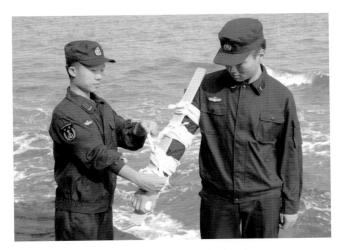

图 4-111 肘关节伸直时固定

★ 技巧

● 为防止固定后的伤肢摆动,把伤肢和身体躯干一起固定(图 4-112)。

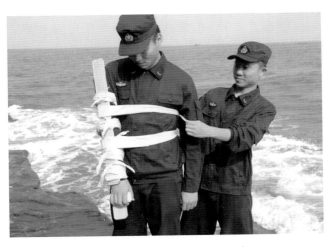

图 4-112 伤肢和躯干固定一起

（六）上臂骨折固定

◉ 步骤

1. 用绷带或两条带状三角巾将伤肢和一块夹板一起固定（图4-113）。

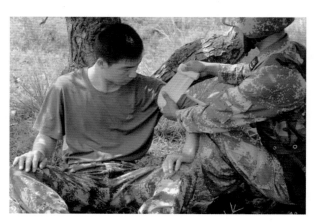

图4-113　夹板固定上臂

2. 然后用一块燕尾式三角巾悬吊前臂，使两底角向上绕颈部于健侧打结（图4-114）。

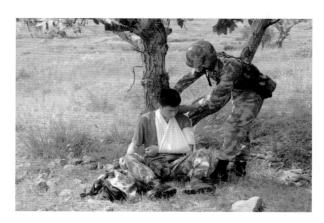

图4-114　三角巾悬吊前臂

3.最后用一条带状三角巾分别经胸背于健侧腋下打结(图4-115)。

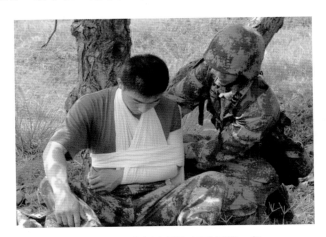

图4-115 伤侧上臂和躯干捆绑一起

★ **技巧**

● 如果没有夹板,前臂和上臂固定方法基本相同(图4-116、图4-117)。

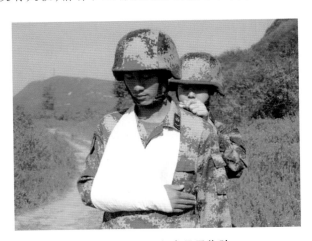

图4-116 三角巾悬吊伤肢

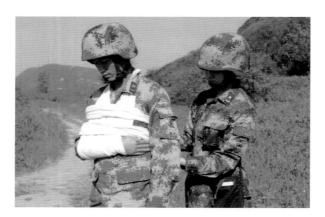

图 4-117　三角巾以胸部为夹板固定伤肢

（七）手指骨折固定

手指骨折固定方法如图 4-118 所示。利用冰棒棍或短筷子作小夹板，另用两片胶布做粘合固定。若无固定棒棍，可以把伤肢粘合固定在健肢上。

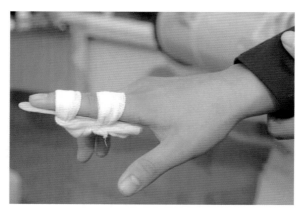

图 4-118　手指骨折固定

（八）大腿骨折固定

◎ 步骤

1. 在伤员身体下方放置至少5条带状三角巾,位置分别处于胸部、腰部、大腿根部、膝关节上、膝关节下（图4-119）。

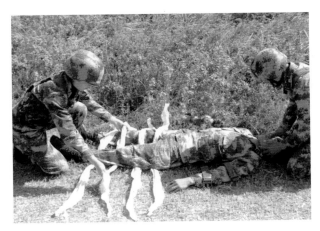

图4-119 **身体下方放置带状三角巾**

★ **技巧**

● 膝关节与地面存在一个空隙,所以大腿下方每条带状三角巾放置应从膝关节下方穿过,然后轻轻移到需要的位置。

● 如果伤员有外腰带,外腰带解开后可替代腰部位置三角巾。

✸ **警告**

⚠ 大腿骨折伤员可能伴有脊髓损伤,如果不能排除脊髓损伤,让另外一人固定伤员头颈部。

2. 用一块长夹板（长度为伤员的腋下至足跟）放在伤肢外侧,另用一块短夹板（长度为会阴至足跟）放在伤肢内侧,在关节突出部位放软垫。绷带环绕伤肢包扎固定（图4-120）。

3. "8" 字形固定踝关节见下文。

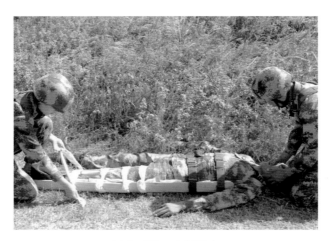

图 4-120　夹板固定

★ 技巧

● 若无标准夹板时,可以用木棒替代(图 4-121)。

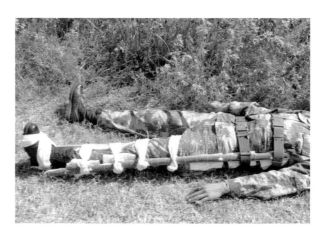

图 4-121　木棒固定

● 如果无任何替代物作为夹板、三角巾或绷带使用,则用外腰带把伤肢固定在健侧肢体上(图 4-122)。

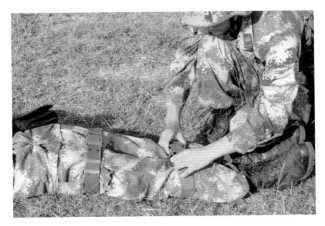

图 4-122　以健侧肢体为夹板固定

（九）小腿骨折卷式夹板固定

◉ 步骤

1. 取两块卷式夹板塑形后置于小腿内、外两侧,上端超过膝关节至少 10 cm,下端跨过踝关节,多余部分沿足底反折。

2. 骨突出部位(膝关节两侧和踝关节两侧)加衬垫(图 4-123)。

3. 用条带依次固定骨折上、下端和膝关节(图 4-124)。

4. "8"字形固定踝关节见下文。

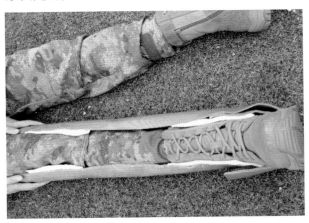

图 4-123　小腿内外放置夹板

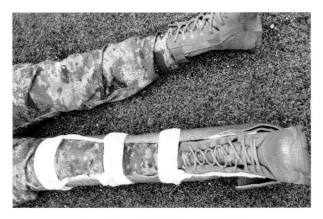

图 4-124　带状三角巾打结固定

（十）脚踝固定

脚踝固定采用脚踝"8"字包扎，具体包扎方法借鉴美国红十字会、英国红十字会、美军 TCCC 指南推荐的最新固定方法。该方法能最大限度减少下肢移动，和我军传统的"8"字固定方法略有差异。

◎ 步骤

1. 带状三角巾放置于作战靴下的脚跟下方（我军传统方法是放置在脚底），脚跟下方放置的带状三角巾可以在放置夹板之前就放置到位，而且要从腘窝下边穿过，小心移动到脚跟下方，这样能最大限度避免骨折部位的搬动。将下方两端环绕鞋面左右交叉（图 4-125）。

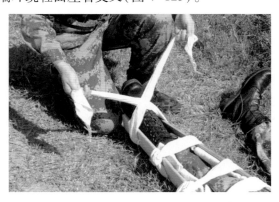

图 4-125　脚跟下方放置带状三角巾

2. 两端绕到鞋底再次左右交叉（图4-126）。

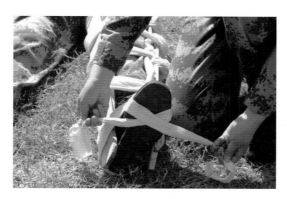

图 4-126　两端绕到鞋底左右交叉

3. 两端环绕到鞋帮处打结（图4-127）。

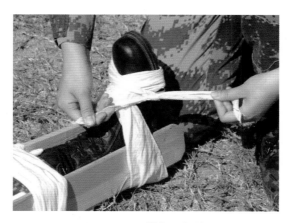

图 4-127　鞋帮处打结

※ 注意

● 急救固定的目的不是让骨折复位,而是防止骨折断端的移动,所以刺出伤口的骨折端不应该送回。

● 固定时动作要轻巧,固定要牢靠,松紧要适度,皮肤与夹板之间要垫适量的软物,尤其是夹板两端骨突出处和空隙部位更要注意,以防局部受压引起缺血坏死。

第九节　后　送

本节讨论战术区域救治(TFC)期间的伤员后送准备。所有现役人员均应接受伤员后送准备的培训。后送准备是从战术区域救治阶段到战术后送阶段的过渡。

一、后送准备的挑战性

正确的后送准备有助于确保后送人员的顺利交接。请记住,由于以下几个原因,后送准备是具有挑战性的。

1. 战术环境可能有些不安全。

2. 环境可能有巨大的噪声(如直升机旋翼下或固定翼后送飞机的尾部)。

3. 接收平台可能在晃动(如在波涛汹涌海面上来回摇摆的小船)。

4. 天气因素。

所以,精心准备的伤员、预先计划的程序、演习和有效的沟通能促进伤员的顺利交接。

二、后送准备的原则

虽然每一种战术情况和伤员情况都会决定后送伤员准备的方式,但它们都有一些共同的基本原则,可以指导具体行动,确保伤员获得尽可能好的结果。以下是后送准备的基本原则。

1. 在大多数情况下,需要做的第一件事就是为每个伤员做好后送准备。包括在移动之前固定止血带、包裹物、绷带和低体温预防工具的松动端,以及拉紧担架固定带。固定绷带和包裹物的所有松动端(图4-128)。宽松的绷带和包裹物会给伤员、施救者,甚至给后送平台带来风险。伤员和施救者可能会被松散的包裹物或暴露的止血带绞棒刮住或者绊倒。任何不安全的东西都有可能松动并到处乱飞,尤其是在直升机机翼旋转或喷气式飞机尾部,可能会产生一种可能伤害人员的抛射物和可能损坏后送平台的碎片。

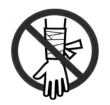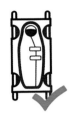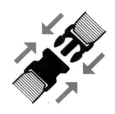

图 4-128　检查所有包扎和固定可能的松动

2. 一旦伤员做好准备,下一步就是将他们后送。当接近后送平台时,使用当地部队提供的指战员来确保后送区域的安全,这是至关重要的。

3. 最后,当到达后送平台时,应根据伤员的后送优先级别和临床状况,安排伤员按顺序装载。这可能由既定的程序规定,也可能由后送平台人员决定。一般来说,在可行的情况下,装载顺序如下:首先装载步行和常规伤员,其次是优先伤员,最后是紧急伤员。

这使得紧急伤员在后送平台上的时间最少,更重要的是,一旦后送工具到达目的地,他们就可以首先离开。

※ 注意

☆装载通常在后送地点附近进行,伤员需提前转移到那里。虽然不能让后送工具等待伤员的到来,但如果环境不适合长时间等待,也不能让伤员太快到达。

☆请记住,在远距离运送伤员时,应定时检查止血带、敷料、静脉输液管路或其他干预措施,以确保它们完好无损。如果不能在途中固定好,应该在到达装载区时执行此操作。

☆在运输途中和一旦到达装载区,应尽可能保护伤员免受环境因素(如阳光、雨水、风或寒冷)的影响,并观察其低体温或脱水的迹象。

三、后送准备演习

1. 演练的重要意义:如果有较多成员第一次参与实战,团队将有很大的风险不能很好地发挥作用,后送过程将被延迟或者后送结果将不是最优的,这可能会导致不利的临床结果。因此,任务前的演习是每个部队应该训练的一部分,无论是在常驻地还是在部署地,这一点都很重要。

2.演练的内容:演练内容主要包括两个部分。①人员分工演习:不仅包括了解每个成员将要扮演的主要角色,还包括潜在的替代角色的演习。其目的在于当其他成员中的一个成为伤员并需要更换时,他们可以承担该成员的职责。每个参与后送的成员均应该熟悉两个以上的角色(图4-129)。②后送设备使用演习:在部署开始时,大多数设备性能完好,但这仍需在出发前和抵达后确认。一旦部署,不仅需要确保设备处于工作状态,还需要确保所有必需的设备都在,因为之前的任务可能使用了部分设备,但未得到适当补充。此外,部队的关键成员需要知道执行任务时设备的位置,以及如何使用,关键成员必须熟练掌握后送设备的性能及操作。在训练时,要训练多种设备,因为在部署时很可能会遇到不同的设备。熟练掌握设备操作是必须的。

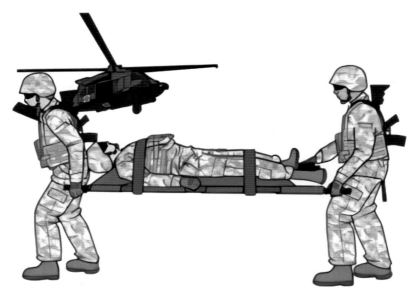

图4-129　后送成员熟悉自己的职责

四、常用后送设备

1.四折担架:四折担架是目前战场上前接后送最常用的担架。优点有:①折叠后可以装在背囊中;②手柄可以伸缩;③适用于战地环境,有刚性的担架杆,手柄有助于在崎岖的地形中运送伤员(图4-130)。

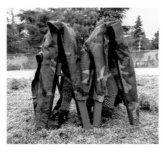
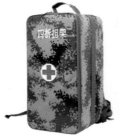
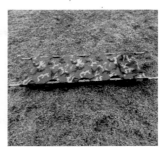

图 4-130 四折担架

2. 颈托:TCCC 指南强调,只有穿透性创伤的伤员不需要进行颈椎固定。这个理念和来自专业协会的几项研究结果一致。由于战场环境中的战术考虑和治疗优先事项,颈椎固定通常不是火线救治阶段或战术区域救治阶段的主要目标。

然而,随着伤员从战术区域救治阶段过渡到战术后送阶段,时间相对充裕、环境相对宽松,这个时候要处理疑似颈椎损伤。如果伤员是钝挫伤,并有颈椎疼痛,颈椎周围有可见的肿胀或血肿,应怀疑颈椎损伤,一旦怀疑颈椎损伤一定要使用颈托。如果没有制式颈托,可以用卷式夹板裁剪后制作或者用作战靴固定颈椎(图 4-131)。

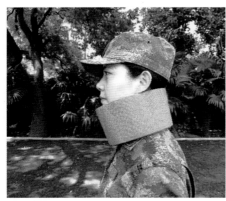
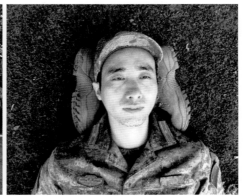

图 4-131 简易颈托

3. 硬板担架:脊柱脊髓损伤伤员的转运需要硬板担架。

和平时期,脊柱脊髓损伤发生率约占全身损伤的 0.3%,而在战时发生率大幅提高到 10%~25%。脊髓损伤常由枪击、炸弹、车祸、高处坠落等原因引起。脊髓损伤可致瘫痪,体操运动员桑兰跳马比赛中头部落地,损伤了颈部脊髓,造成永久性瘫痪。一定要知道:盲目搬运伤员可加重脊髓损伤。在脊髓损伤中有 25% 的伤员是由于脊柱骨折后院前搬运不当增加的,39% 的脊髓损伤伤员由于搬运不当使原有损伤加重。脊髓损伤的致残率高达 30%~45%,消耗了大量的医疗资源。

如何排除脊柱脊髓损伤?

☆ 询问伤员名字、地点、时间及发生了什么事。如果他不能正确回答前 3 个问题,脊髓损伤就不能排除,必须按脊髓损伤处理。

☆ 从空中摔下,头、臀或四肢先着地者,可能存在脊髓损伤。

☆ 暴力、重物直接冲击在脊柱上者,可能存在脊髓损伤。

☆ 潜水受伤者,可能存在脊髓损伤。

☆ 腰背部的脊椎有压痛、肿胀或者有隆起、畸形。

☆ 挤压伤员手指或脚趾,若有麻木感或刺痛感,则伤员可能存在脊髓损伤。

☆ 让伤员移动其手指或脚趾,若任何移动出现问题,则伤员可能存在脊髓损伤。

☆ 若皮肤痛觉,或温觉,或冷觉,或触觉消失,则可能存在脊髓损伤。

☆ 大小便失禁可能存在脊髓损伤。

※ 注意

如果现场有另一人,当进行上述检查时,一定让其固定伤员头颈部。

✿ 警告

⚠ 当怀疑有脊髓损伤时,就要认为有脊髓损伤存在。

⚠ 当不能排除脊髓损伤时,就要认为有脊髓损伤存在。

目前,部队配发的担架多为四折担架,火线救治阶段和战术区域救治阶段硬板担架很难获得,战术后送阶段可能提供硬板担架,如可折叠的铝合金铲式担架、可折叠的塑料医用脊柱固定担架(图 4-132)。

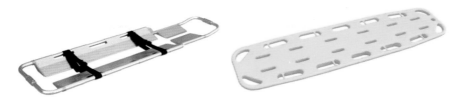

图 4-132　硬质担架

如果没有上述硬板担架,寻找木板,先把伤员滚动到木板上,然后把伤员和木板放置在四折担架上,最后固定担架(图 4-133 ~ 图 4-135)。

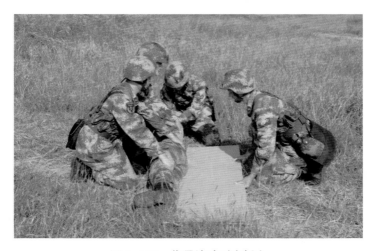

图 4-133　伤员滚动到木板上

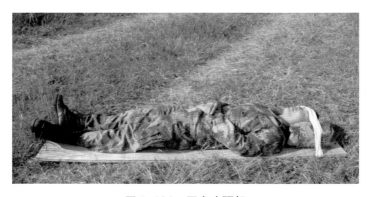

图 4-134　固定头颈部

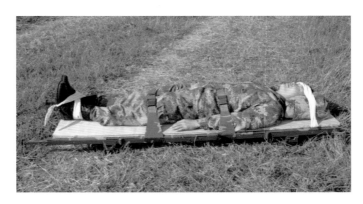

图4-135　木板固定到软质担架上

4.简易担架:在没有专用担架的情况下,可以使用军装外罩、斗篷、毯子、夹克或其他野外方便材料制作简易担架。以下是外罩制作简易担架的方法。

◉ 步骤

(1)准备两件上衣,两根适当长度的木棒。

(2)把袖子反拉到衬里(图4-136)。

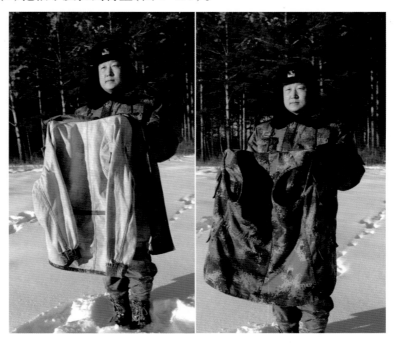

图4-136　内面观和正面观

（3）系好扣子。

（4）两根木棒穿过袖筒（图4-137）。

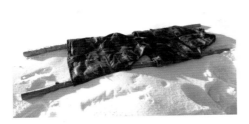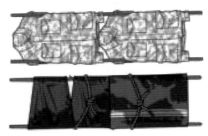

图4-137　简易担架

※ **注意**

要尽快将伤员安放到担架上，因为地面往往湿冷，当伤员离开地面后将会减少低体温发生的概率。

五、后送伤员管理

1.步行伤员：战术战伤救治指南强调了步行伤员的特殊性。作为伤员准备阶段或后送准备阶段的一部分，应根据情况，花时间处理步行伤员。

一旦确定伤员能够走动，就要评估他们是否具有协助后送的能力，无论是通过自己管自己，还是是帮助其他人。例如，他们是否有能力提供安全保障？他们能否协助抬担架？或者他们能否帮助照看其他伤员？

如果他们能够在后送过程中提供帮助，就希望他们扮演的角色向他们提供明确的指导，并在伤员感觉他们的情况正在发生变化且他们无法再提供帮助时，指定一名未受伤的部队成员作为他们的联络员。让联络员也关注他们，因为他们需要不间断地重新评估伤情和潜在变化。

2.定向力和视力障碍伤员：定向力障碍或视力受损的伤员需要监督后送，即使是步行伤员也是如此。这可以由一名非医护人员完成，如果有多名医护人员，也可以分组进行。当他们需要集体行动时，比如接近后送平台时，应该排队，每个人都把手放在前面伤员的肩膀上，跟着前面的走，领头的伤员是没有视力障碍或定向力障碍的人（另一名伤员，战斗救生员或其他未受伤的非医护人员）（图4-138）。

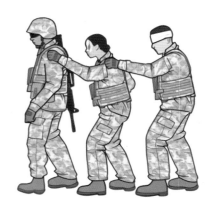

图4-138　定向力障碍或视力受损伤员后送

3.后送安全保障人员：后送安全保障人员属于战术部队成员，负责识别、保护、标记和准备后送地点（直升机着陆区、救护车装载点等）。重点是保障后送地点的安全。整个团队，包括医务人员应该做好准备，听从指挥。部队和后送小组面临敌对势力的可能性很大，维持安全对后送进程的成功至关重要（图4-139）。

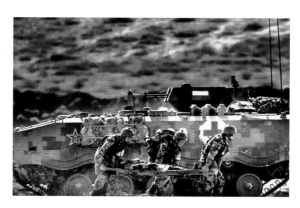

图4-139　后送安全保障

4.后送指挥和管理：后送指挥员也就是战术领导。在整个过程中，领导层肩负着多项任务，确保伤员和运送伤员的战术人员的安全，并保持对可能影响后送潜在敌对威胁的感知。

伤员管理的一个关键步骤是成功地将救护从一个提供者转移到另一个提供者。在民用环境中,有大量证据表明,不理想的交接和患者信息沟通不足会导致不良的临床结果。尽管基于军事的研究较少,但相关证据表明,在战术环境中也是如此。

以下几个影响因素会对战术环境中的救护过渡和信息共享产生负面影响:①后送地点暴露给敌人,导致空中平台地面停留时间短。②燃料水平。③发动机噪声和机翼旋转可以降低能见度和听力,导致双方交流简短。④极端天气。

所有这些,甚至更多,都可能对救护过渡产生负面影响。解决这些问题的一些潜在方法包括3种。①确定后送过程中的救护接收人员。与他们建立直接联系,通过眼神、口头或手势,让他们知道你将向他们提供有关伤员的信息。②建立一种沟通方式,这可能是通过直接的语言交流、无线电通信,或者在最坏的情况下,通过手势和指向医疗文书。③向接收人员提供伤情报告,包括后送阶段应继续进行的处理,在出发前回答接收人员的任何问题。

参考文献

[1]刘伟,楼铁柱,李丽娟.美军战伤救治管理与研究进展分析[J].军事医学,2023,47(3):217-222.

[2]李丽娟,刁天喜.美军战场镇痛药物的应用与启示[J].军事医学,2021,45(11):820-822,842.

[3]郭栋,鱼敏,黎檀实,等.美军战术战伤培训技术清单概述及启示[J].中华灾害救援医学,2020,10(8):570-573.

[4]袁跃彬,刘国栋,宋书杰,等.战术战伤救治指南培训维和士兵战场自救互救技能研究[J].军事医学,2019,43(9):715-718.

[5]李丽娟,刁天喜.美军伊拉克和阿富汗战争战伤救治新理念[J].军事医学,2013,37(6):477-481.

[6]黎檀实.战术战伤救治理论与实践研究[J].中国急救复苏与灾害医学杂志,2015,10(1):1-4.

[7]黎檀实,潘菲宋,海楠.战术战伤救治指南的研究进展[J].中国急救复苏与灾害医学杂志,2015,10(1):5-7.

[8]何忠杰,盛志勇.再论战伤自救互救[J].解放军医学杂志,2015,40(11):857-861.

[9]黎檀实,付小兵.战场战伤救治——从理论到实践[J].解放军医学杂志,2015,40(12):943-945.

[10]张良,张连阳,王正国.美军战术区战伤救治的变革[J].中华灾害救援医学,2017,5(8):421-425.

[11]刘晖,刘江,舒艳,等.国家医疗救护员资格考试分析与探讨[J].中国急救复苏与灾害医学杂志,2017,12(5):487-489.

[12]宗兆文,秦昊,陈洪,等.世界军事医学研究进展及对我国战伤救治的启示[J].中华创伤杂志,2016,32(6):573-576.

[13]MONTGOMERY H R,DREW B,TORRISI J,et al. TCCC guidelines comprehensive review and edits 2020:TCCC Guidelines Change 20-05 01

November 2020[J]. J Spec Oper Med,2021,21(2):122-127.

[14]DEATON T G, AUTEN J D, BETZOLD R, et al. Fluid resuscitation in tactical combat casualty Care: TCCC Guidelines Change 21 - 01. 4 November 2021[J]. J Spec Oper Med,2021,21(4):126-137.

[15]DELUCA J, OLIVER T, HULSOPPLE C, et al. Applying pharmacogenomic guidelines to combat medical care[J]. Mil Med,2021,187(Suppl 1): 18-24.

[16]ONIFER D J, MCKEE J L, FAUDREE L K, et al. Management of hemorrhage from craniomaxillofacial injuries and penetrating neck injury in tactical combat casualty care: iTclamp mechanical wound closure device TCCC Guidelines Proposed Change 19 - 04 06 June 2019 [J]. J Spec Oper Med,2019,19(3):31-44.

[17]BUTLER F K, HOLCOMB J B, SHACKELFORD S A, et al. Management of suspected tension pneumothorax in tactical combat casualty care: TCCC Guidelines Change 17-02[J]. J Spec Oper Med,2018,18(2):19-35.

[18]GURNEY J M, STERN C A, KOTWAL R S, et al. Tactical combat casualty care training, knowledge, and utilization in the US army[J]. Mil Med,2020, 185(Suppl 1):500-507.

[19]SCHWEIZER M A, WAMPLER D, LU K, et al. Prehospital battlefield casualty intervention decision cognitive study[J]. Mil Med, 2020, 185(Suppl 1): 274-278.

[20]NAYLOR J F, APRIL M D, HILL G J, et al. Pediatric prehospital wound prophylaxis in iraq and afghanistan[J]. Mil Med, 2020, 185(Suppl 1): 73-76.

[21]REYNOLDS P S. Old tricks for new dogs? john caddy and the victorian origins of TCCC[J]. J Spec Oper Med,2018,18(2):58-62.

[22]CLARKE E E, HAMM J, FISHER A D, et al. Trends in prehospital blood, crystalloid, and colloid administration in accordance with changes in tactical combat casualty care guidelines [J]. Mil Med, 2022, 187(11 - 12): e1265-e1270.

[23]WESTCOTT S L, WOJAHN A, MORRISON T C, et al. Ketamine decreased

opiate use in US military combat operations from 2010 to 2019[J]. BMJ Mil Health,2023,27:e002291.

[24] CONYERS K,GILLIES A B,SIBLEY C,et al. Where there's a war,there's a way：a brief report on tactical combat casualty care training in a multinational environment[J]. J Spec Oper Med,2023,23(1):130−133.

[25] DUBECQ C,MONTAGNON R,MORAND G,et al. Combat casualties treated with intranasal ketamine for prehospital analgesia：a case series[J]. J Spec Oper Med,2023,23(1):84−87.

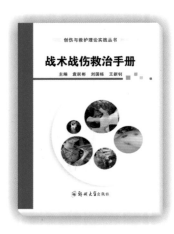

创伤与救护理论实践丛书

战术战伤救治手册

主编 袁跃彬 刘国栋 王新钊

郑州大学出版社

ISBN 978-7-5773-0100-6

定价: 69.00元